Andreas Knuf und Anke Gartelmann (Hg.)

Bevor die Stimmen wiederkommen

Vorsorge und Selbsthilfe bei psychotischen Krisen

BALANCE ratgeber

Andreas Knuf und Anke Gartelmann (Hg.):
Bevor die Stimmen wiederkommen.
Vorsorge und Selbsthilfe bei psychotischen Krisen.
2. Auflage 2010
ISBN-Print: 978-3-86739-043-9
ISBN-PDF: 978-3-86739-731-5
ISBN-ePub: 978-3-86739-831-2

Die Deutsche Nationalbibliothek verzeichnet diese Publikation in der Deutschen Nationalbibliografie; detaillierte bibliografische Daten sind im Internet über http://dnb.d-nb.de abrufbar.

Bei Medikamenten, die in diesem Buch ohne besondere Kennzeichnung aufgeführt sind, kann es sich um gesetzlich geschützte Warenzeichen handeln, die nicht ohne Weiteres benutzt werden dürfen.

Originalausgabe: Psychiatrie-Verlag, Bonn 1997
Lektorat: Uwe Britten, textprojekte, Geisfeld
Umschlagkonzeption: p.o.l: kommunikation design, Köln,
unter Verwendung eines Bildes von panthermedia.de
Typografiekonzept: Iga Bielejec, Nierstein
Satz: BALANCE buch + medien verlag, Bonn
Gesetzt aus der Sabon in den HKS-Farbtönen 40 und 90
Druck und Bindung: Kösel, Krugzell (www.KoeselBuch.de)
Zum Schutz von Umwelt und Ressourcen wurde für dieses Buch FSC-zertifiziertes Papier verwendet:

FSC
Mix
Produktgruppe aus vorbildlich bewirtschafteten Wäldern und anderen kontrollierten Herkünften
www.fsc.org Zert.-Nr. GFA-COC-001298
© 1996 Forest Stewardship Council

Teil II: Vorsorgen
Die eigenen Vorsorgemöglichkeiten kennenlernen

Teil III: Selbsthilfe und Vorsorge
Vorschläge, Erfahrungen, Hintergründe

Fast eine Million Menschen in Deutschland wissen, was es heißt, Stimmen zu hören, die andere Menschen nicht wahrnehmen, sich in eine eigene Wahnwelt einzuspinnen, himmelhoch jauchzend oder zu Tode betrübt zu sein. Sie sind »psychoseerfahren« und haben bereits einmal oder mehrmals psychotische Krankheitsphasen erlebt. Menschen, die so eine Krise schon einmal hinter sich gebracht haben, möchten sie nie wieder durchleben. Sie sind bereit, einiges zu tun, damit die Stimmen nicht wiederkommen.

In der klassischen Psychiatrie sind sie dabei ausschließlich auf Hilfe von außen angewiesen: Sie können zum Beispiel Medikamente nehmen oder sich in die Obhut eines Psychotherapeuten begeben. Diese Möglichkeiten sind notwendig und hilfreich für viele. Vergessen wird jedoch allzu oft, dass auch die Betroffenen selbst vielfältigen Einfluss auf das Zustandekommen, den Verlauf und die Folgen weiterer psychotischer Krisen nehmen und viel für ihre eigene Genesung tun können.

Mit diesen individuellen Vorsorge- und Selbsthilfemöglichkeiten psychoseerfahrener Menschen beschäftigt sich dieses Buch. Damit wenden wir uns in erster Linie an Betroffene, die nicht länger nur hilflos und passiv hoffen möchten, dass keine weiteren Krisen kommen, die es satt haben, nur Pillen zu schlucken, und die schon immer das Gefühl hatten, dass nicht nur sie selbst es sind, die die Krisen durchleiden, sondern dass folglich auch sie es sein müssen, die diesen etwas entgegensetzen.

Wir haben in diesem Buch Erfahrungen von Menschen zusammengetragen, die in verschiedensten Formen von Psychosen »betroffen« sind. Mitgewirkt haben Psychoseerfahrene, professionell Tätige, Selbsthilfegruppen und einige Vertrauenspersonen. Aus verschiedenen Perspektiven betrachten sie die Themen der Vorsorge und Selbsthilfe. Professionell Tätige haben ihr theoretisches Wissen und ihre Kenntnisse aus der Arbeit mit psychoseerfahrenen Menschen eingebracht, Betroffene ihre ganz persönlichen Erfahrungen, ihre individuellen Vorsorgeaktivitäten und ihre Selbsthilfebemühungen in Gruppen. Herausgekommen ist eine Vielzahl von Anregungen und Erfahrungen aller Beteiligten, die für Professionelle, Betroffene und Angehörige gleichermaßen hilfreich sind.

Die verschiedenen Psychosen haben mehr Gemeinsames als Trennendes, deshalb wenden wir uns generell an Menschen mit psychotischen Krisen, seien diese nun schizophren, schizoaffektiv, depressiv, manisch oder manisch-depressiv. Allen Betroffenen ist gemeinsam, dass sie aus eigenen Stücken nur schwer aus ihren Krisen herausfinden, weshalb gerade für sie jegliche Form von Krisenvorbeugung wichtig ist. Psychosen verlaufen in der Regel phasenhaft und zumeist folgen auf die kurzen psychotischen Zeiten längere krisenfreie Lebensabschnitte. Der Vorsorgeansatz macht sich diesen Umstand zunutze: Bevor die Stimmen wiederkommen, kann man einer Selbsthilfegruppe beitreten, mit der Klinik eine Vereinbarung für den nächsten Aufenthalt treffen, Belastungen reduzieren, Psychosebegleiter suchen, sensibler für Krisenzeichen werden usw.

Wir standen vor allem zu Beginn unserer Arbeit mit psychoseerfahrenen Menschen immer wieder erschrocken vor der hilflos machenden Eigendynamik psychotischer Krisen. Klein, ja fast winzig wirken die persönlichen Einflussmöglichkeiten zunächst, wenn etwa jemand wie aus heiterem Himmel in eine tiefe Depression gerät. Wir haben jedoch die Erfahrung gemacht, dass Betroffene mit zunehmender Beschäftigung mit diesem Thema mehr und mehr Einflussmöglichkeiten überhaupt erst wahrnehmen. Erst langsam wird ihnen klar, wie man sich durch eigenes Verhalten in Psychosenähe bringt, aber auch durch eigene Anstrengungen Krisen schon mehrmals erfolgreich umschifft hat. Das schafft Selbstbewusstsein und fördert einen gleichberechtigteren Umgang zwischen Betroffenen und professionell Tätigen. Psychoseerfahrene sind nicht mehr einseitig auf Hilfe von außen angewiesen, sondern werden zu aktiven Mitgestaltern und Verhandlungspartnern.

Die Psychiatrie hat sich in den letzten Jahrzehnten sehr gewandelt. Mehr und mehr werden Betroffene zu gleichberechtigten Verhandlungspartnern und wird ihr subjektives Erleben gewürdigt. Immer häufiger haben sie die Möglichkeit der Selbstbestimmung, statt dass über ihre Köpfe hinweg entschieden wird. Betroffene Menschen haben sich in einer sehr aktiven Selbsthilfebewegung zusammengeschlossen, ermutigen sich gegenseitig und verändern die Psychiatrie. All diese Entwicklungen werden heute unter dem Schlagwort »Empowerment« zusammengefasst. Seit Kurzem rückt nun zunehmend auch die Möglichkeit der Genesung von schweren psychischen Erkrankungen ins Blickfeld von Fachleuten, Betroffenen und Angehörigen. Heute wissen wir: Die allermeisten Menschen mit einer psychotischen Erkrankung genesen. Sie können ein zufriedenes und hoffnungsvolles Leben führen, oftmals klingen die Symptome sogar ganz ab.

Aber auch mit bestehenden Symptomen können sich Betroffene mit ihrer Erkrankung »versöhnen«, weil sie nicht mehr gegen sie kämpfen müssen, sich nicht mehr für ihre Erkrankung schämen und ihre Symptome so weit kontrollieren, dass sie die Psychose im Griff haben – und nicht umgekehrt.

Leserinnen und Leser dieses Buches begeben sich auf eine Entdeckungsreise – welche Schätze sich heben lassen, zeigt sich erst unterwegs! Wir haben zahlreiche Schatzsucher auf ihrem Weg begleitet und häufig erleben dürfen, dass sie größere Entdeckungen machten, als wir alle anfangs für möglich gehalten hatten. Die Beschäftigung mit Selbsthilfe und Vorsorge heilt keine Psychosen, man kann aber lernen, besser mit ihnen und möglichst lange ohne sie zu leben. Krisen sind weiterhin nicht ausgeschlossen, wenn sie aber kommen, dann möglicherweise schwächer oder mit weniger negativen Folgen.

Die klassische Psychiatrie kennt – etwas plakativ formuliert – nur einen einzigen Weg der Vorsorge: Pillen. Wir stehen ihnen äußerst zwiespältig gegenüber, was auch bedeutet, dass wir sie in vielen Fällen für unverzichtbar halten. Wer sich mit Vorsorge beschäftigt, der wird aber schnell an den Punkt kommen, an dem es nicht mehr um die Frage »Medikamente ja oder nein?« geht. Vielmehr tauchen ganz andere Fragen auf: Zu welchen Zeiten, in welcher Dosis, für welche Dauer, mit welchem Grad an Mitbestimmung betrachte ich welche Medikamente als kleineres Übel? Und auch: Wann halte ich das Risiko einer neuerlichen Krise für so gering, dass ich nach langer Abwägung zu dem Entschluss komme, momentan auf Medikamente verzichten zu können?

Dies Buch ist in drei Hauptteile gegliedert.

Im ersten Teil berichten Betroffene von ihren Psychoseerfahrungen und ihren persönlichen Wegen zu Vorsorge und Selbsthilfe. Von der Ohnmacht und Angst gegenüber der Psychose handeln die Texte, aber auch von deren Anziehung und Faszination, vom erfolgreichen Bemühen, die Krankheit hinter sich zu lassen oder Krisen ohne Klinik zu durchleben.

Der zweite Teil bietet eine strukturierte Hilfe, um den eigenen Selbsthilfemöglichkeiten auf die Spur zu kommen. Wir geben Anregungen für die persönliche Vorsorge. Hier wird nicht nur über Selbsthilfe gesprochen, sondern zahlreiche Fragen und Anregungen bieten eine Begleitung beim Bemühen, rechtzeitig vorzusorgen und sich vor weiteren Krisen zu schützen. Die Fragen sind in einem Vorsorgebogen zusammengefasst und können gleich im Buch bearbeitet und ausgefüllt werden.

In einem dritten Teil haben wir Erfahrungen, Vorschläge und Hintergründe zum Thema gesammelt. Betroffene geben konkrete Anregungen für andere Betroffene. Psychiatrieerfahrene veröffentlichen die bisher umfangreichste Liste mit Frühwarnzeichen. Und eine Vertrauensperson berichtet von ihren Erfahrungen als Psychosebegleiterin.

Bei der Arbeit an diesem Buch haben uns einige Vorsätze begleitet, deren Umsetzung uns hoffentlich gelungen ist: Praxisnah soll das Buch sein. Wir wollen Vorschläge und Anregungen bieten, mit denen Betroffene, Professionelle und Angehörige etwas anfangen können. Positiv soll es sein. Wir wollen Alternativen aufzeigen, anstatt über das, was ist, zu schimpfen. Und lebendig soll es sein, so spannend und vielgestaltig, wie es nur die Erfahrungen des Lebens sein können.

Dieses Buch wurde nur durch die Mithilfe und Zusammenarbeit vieler Menschen möglich. Bedanken möchten wir uns vor allem bei allen Betroffenen, die in unseren Gruppen, in Psychoseseminaren und in vielen persönlichen Gesprächen offen über ihre Erfahrungen berichtet haben und uns daran teilhaben ließen. Ohne sie hätten wir so manches Mal den falschen Ton angeschlagen und wieder Grenzen aufgebaut zwischen Betroffenen und professionell Tätigen. Danke sagen wir den Koautoren und -autorinnen. Durch ihre spannenden Texte erst wurde dieses Buch zu einem farbigen Ganzen.

Anke Gartelmann und Andreas Knuf

Teil 1: Wahnsinnige Berichte – Persönliche Erfahrungen

Sonne!
geh nicht am Schatten vorbei,
als wenn es nicht Deiner wär.
Sinn!
geh nicht am Wahnsinn vorbei,
als wenn es nicht Deiner wär.
Erst wenn die Flamme
der hellen
und der dunklen Sonne
gemeinsam erglühn,
berührt der Himmel die Erde.
Manuel Pan

Jede Krise verläuft individuell, keine gleicht der anderen. Genauso verschieden sind die Wege, die Betroffene einschlagen, um weitere Krisen zu vermeiden. Sie haben sich selbst auf die Suche nach ihren Handlungsmöglichkeiten gemacht, haben sich beobachtet, haben ausprobiert und schließlich ihre eigenen Versuche unternommen, um der drohenden Hilflosigkeit entgegenzuwirken und der Krankheit in ihrem Leben weniger Macht zu geben.

Im Folgenden berichten sechs »wahnsinnige« Menschen von ihren Erfahrungen mit Psychosen, mit Selbsthilfe und mit der Vorsorge. Einige Bemühungen können zur Nachahmung empfohlen werden, andere sind so einmalig, dass sie nur für die jeweilige Person ihre Bedeutung und Richtigkeit haben. Allen aber ist gemeinsam, dass sie zum Nachdenken anregen über individuelle Vorsorge, Selbsthilfe und Gesundungswege.

Die entscheidende Frage »Will ich auf meine Krisen verzichten?« steht am Anfang jeder Beschäftigung mit der Vorsorgeidee. Selten werden psychotische Krisen einseitig nur negativ oder nur positiv erlebt. Vielmehr kennen die meisten Betroffenen grausame wie auch anziehende Seiten ihrer Psychosen. Sie sind meistens eine schwere Last, aber manchmal, zumeist für kurze Zeit, auch eine Lust. Ob und wie persönliche Vorsorge möglich ist, steht im Mittelpunkt aller Texte. Dabei wird das Ausmaß eigener Einflussmöglichkeiten sehr unterschiedlich erlebt. Einzelne fühlen sich ihrer Psychose gegenüber ausgeliefert und ohnmächtig oder bleiben in einer Dauerkrise gefangen. Andere finden ganz langsam ihren Weg oder sind von der Psychose so weit genesen, dass sie in ihrem Leben keine große Rolle mehr spielt.

Viele konkrete Fragen beschäftigen Psychoseerfahrene, Angehörige und Professionelle gleichermaßen: Wie groß ist der persönliche Einfluss auf weitere Krisen? Wie lässt sich eine Psychose rechtzeitig erkennen? Kann man sie aktiv herbeiführen? Lassen sich die Ursachen einer Psychose vermeiden? Wie ist Gesundung ohne Klinik, ohne Medikamente möglich?

Hier berichten Menschen, die es wissen müssen, von individuellen Lebenswegen, Leidenswegen und Lösungswegen.

Kristina Zimmermann

Als man mich bat, über meine psychotischen Erlebnisse zu berichten, fiel mir in der Nacht danach ein Bilderzyklus der Jungfrau Maria vor der Geburt, Jungfrau Maria während der Geburt und Jungfrau Maria nach der Geburt ein, der sich als Deckengemälde in der großen Aula in dem humanistischen Gymnasium befindet, das ich neun Jahre besucht habe. Dabei zog ich einige Parallelen: Wie bei einer schwangeren Frau reift die Psychose in meinem Kopf oder meiner Seele heran, unter Wehklagen und seelischen Schmerzen kommt sie als Kopfgeburt auf die Welt und als Neugeborenes muss dann ich wieder von vorne anfangen. Und immer wieder stellt sich auch für mich die Frage, was denn (m)eine Psychose ist, woher sie kommt und wie ich ihr entgegentreten kann. Kann ich ihr Auftreten steuern oder bin ich ihr hoffnungslos ausgeliefert?

Bis jetzt habe ich mich bei jedem Anfall, der sich bei mir im Stimmenhören äußert, eher als Opfer einer höheren Macht erlebt. Schlagartig gibt es in meinem Gehirn einen Kurzschluss, und der alltägliche Bezug zur Realität weicht einem tranceähnlichen Zustand, einer anderen Bewusstseinsebene, in der meine gesamten Wunschvorstellungen meines Lebens so stark präsent werden, dass sie mich entrücken und ich mich wie »Alice in Wonderland« fühle.

Ich habe inzwischen einen Großteil der typischen Symptome einer Schizophrenie durchlebt: Paranoia, Selbstmordgedanken, akustische Halluzinationen, Liebeswahn, Depressionen, Ich-Störungen usw. Vielleicht ist oft Verdrängung der Auslöser für meine Krisen. Jedenfalls fällt es mir schwer, meine ursprünglichsten Wünsche und Bedürfnisse auszuleben.

In jeder akuten Phase tritt vor allem ein Gefühl so stark in den Vordergrund, dass es schier unerträglich wird: eine tief greifende Sehnsucht, die mich körperlich und geistig gefangen hält. Sehnsucht nach einem für mich maßgeschneiderten Leben, nach einem seelenverwandten Menschen, nach einer gesunden Umgebung.

In jeder akuten Phase fühle ich mich von einem übermenschlichen Signalsystem gesteuert: Die Natur spricht zu mir im Säuseln des Windes, im Zwitschern der Vögel, im Klang der Kirchenglocken. Ich bin dann so angespannt, dass ich meine, Menschen durch Wände hindurch zu spüren und ihre Gedanken lesen zu können.

Da ich glaube, dass meine Krankheit durch ein Versagen des Reizfiltersystems ausgelöst wird, mein Gehirn also nicht mehr unterscheiden kann, welche äußeren Reize von Bedeutung sind und welche nicht, suche ich eher hier nach Abhilfe. Ich entziehe mich den übermäßigen Reizen. Oft gelingt mir dies durch sofortiges Hinlegen in einem geschlossenen Raum recht gut, wobei sich das Nervenkostüm innerhalb der nächsten halben Stunde weitgehend erholt hat. Außerdem vertraue ich sehr auf die Wirkung der neuroleptischen Psychopharmaka, die ich anfangs strikt abgelehnt habe. Derzeit nehme ich 400 mg Leponex täglich und vertrage diese Medikation relativ gut. Auch Entspannung in jeder Form, wie ein heißes Bad, Sauna, autogenes Training u. a., ist sehr wertvoll.

Trotz alledem bin ich überzeugt, dass die Eigendynamik der Psychose so stark ist, dass man sie zwar früh erkennen und sofort gegensteuern kann, aber das Ausbrechen der Psychose entzieht sich unserer Macht. Das zwingt mich dazu, mich stets genau zu beobachten, in mich hineinzuhorchen, alles genau zu registrieren. Dies nimmt mir viel von meiner spontanen Lebenslust, schränkt meine Handlungen ein. Ein psychotisch werdender Mensch muss sich immer zweimal fragen: Will ich das wirklich oder hat sich mein Unterbewusstsein wieder einmal verselbstständigt?

Mein letzter von bisher vier Klinikaufenthalten dauerte fünf Monate. Dank meiner Freiberuflichkeit als Übersetzerin bin ich keinem Chef oder Vorgesetzten Rechenschaft über meine Vergangenheit schuldig, jedoch muss ich meine Kundschaft wieder neu gewinnen. Wie mir mal jemand sagte, nimmt die Wahrscheinlichkeit der Erkrankung an einer Psychose ab dem vierzigsten Lebensjahr deutlich ab. So habe ich also noch zehn Jahre – wie oft werde ich mich davor wohl noch in stationäre Behandlung begeben müssen?

Immer wieder stelle ich mir die Frage, ob ich mich nach dem psychotischen Zustand sehne, die akuten Phasen also herbeiwünsche. Manchmal denke ich, dass mir die durchschnittliche Realität nicht genügt und ich mich deswegen in eine Traumwelt zurückziehe. Ich will alles leben, erleben, überleben. Ich kämpfe mit mir selbst, ringe aber auch um den Anspruch auf Wahrheit und Legitimität meiner Wirklichkeit. Die Psychose ist also nicht ausschließlich negativ.

In meiner Traumwelt kommt immer ein Idol vor – es ist der Abenteurer und Bergsteiger Reinhold Messner. Ich trage in meinem Inneren eine Stimme mit mir, die mir Anweisungen gibt und mich steuert. Es ist seine Stimme. Mein größter Wunsch war und ist es, ihm die Hand zu schütteln und ihm von Angesicht zu Angesicht zu begegnen. Ich projiziere meine Sehnsüchte auf diesen unerreichbaren Mann. Er selbst sagte mir mal in einem Telefonat, dass meine Gefühle eine Art »Fernverehrung« seien. Warum schweife ich immer in die Ferne? Warum flüchte ich aus meiner Realität?

Fragen über Fragen, Hypothesen über Hypothesen. Mein Leben ist wie ein großes Fragezeichen und ich bin auf der Suche nach dem Ausrufezeichen und dem Punkt.

Wenn die Stimmen wiederkommen, habe ich stets das Gefühl von »Déjà-vu-Erlebnissen« und dass ich mich meiner Geburt nähere und nicht dem Tod. Mir ist es, als müsste ich durch einen Tunnel, dessen Ausgang ich schon kenne.

Bei all meinen verworrenen Vorstellungen in der Psychose hilft mir immer, dass ich zunehmend mehr von dem dahinterliegenden System verstehe, Gründe und Funktionen erkenne. Dadurch lerne ich, besser durch die drei Stadien vor, während und nach der Psychose zu gelangen. In der Psychose drückt sich eine Art höhere Macht aus, die ich zwar nicht beherrschen, aber doch immerhin zu durchschauen lernen kann.

Meine Diagnose lautet »paranoide Psychose aus dem schizophrenen Formenkreis« – so griechisch, wie es klingt, so muss ich doch damit leben.

Von der Anziehung der Psychose und der Angst vor der Zwangsbehandlung

Heidrun G.

Ich bin jetzt 31 Jahre alt. Vor sechs Jahren hatte ich meine erste von bisher vier Psychosen. Sie trat ein, nachdem ich meine Doktorarbeit abbrechen musste. Mein Professor hatte mich zum Aufhören gedrängt. Damit wurde ich nicht fertig. Ich hatte eigentlich recht positive Gefühle für den Professor und konnte wohl deshalb seinen Mangel an Unterstützung umso weniger ertragen. Ich kam in einen Zwiespalt zwischen meinen positiven Gefühlen für ihn und seinem realen Verhalten. In meiner Psychose habe ich meine Illusion und meinen Wunsch nach Unterstützung aufrechterhalten und geglaubt, mich mit ihm über Gedankenübertragung weiterhin verständigen zu können. In meiner Vorstellung hat er mich auch weiter unterstützt.

Ich bin damals viel allein im Schwarzwald spazieren gegangen und konnte dabei meinen Gedanken richtig nachhängen. Ich habe in der Zeit auch viel gemalt. In den Bildern hat sich die innere Spannung ausgedrückt. Häufig habe ich Spiralen gemalt. Sie sind heute für mich ein Symbol für die »Gedankenketten«, die ich in der Psychose erlebe und die sich in meinem Kopf zu drehen scheinen.

Die Psychose habe ich als recht positiv erlebt. Ich habe mich aufgefangen gefühlt und hatte den Eindruck, dass für mich gesorgt wird und mir nichts Schlimmes passieren kann. Ich fühlte mich unsterblich und glaubte, dass meine verstorbenen Großeltern wieder am Leben wären. Ich habe auch nie erlebt, dass ich durch meine Psychosen in Gefahr geraten oder mir etwas zustoßen könnte. Umso unverständlicher war für mich, dass ich bei meiner dritten Psychose wegen Eigen- und Fremdgefährdung gerichtlich untergebracht wurde. Ich bin heute noch der Meinung, dass zu keinem Zeitpunkt Eigen- oder Fremdgefährdung bestanden hat.

Einmal war ich in der Mensa und habe plötzlich nichts mehr gehört – keine Geräusche, keine Gespräche, nichts. Ich glaubte, in der Hölle zu sein. Ich habe mich daraufhin draußen auf eine Bank gesetzt. Nach einer Weile kam jemand vorbei, der mit mir geredet hat und mit mir gegangen ist. Er muss sehr viel Geduld aufgebracht haben. Solche positiven Erlebnisse im Kontakt zu Menschen hatte ich in den Psychosen häufiger, und ich habe den Eindruck, dass ich in der Psychose weniger gehemmt und schüchtern bin. Dann habe ich meist den Eindruck, dass es ganz wichtig ist, bestimmte Dinge zu tun, die mir eingegeben werden, und dass etwas Schreckliches passiert, wenn ich das Falsche tue.

Beispielsweise meinte ich in meiner ersten Psychose, dass eine Katze in dem Haus, in dem ich wohnte, sterben müsse, weil ich mich einen Moment lang falsch verhalten habe, und dass die Botschaft an die Welt, die ich zu verbreiten hätte, sei, dass wir uns mehr um die Tiere kümmern müssten. Eine Botschaft, die ja, so würde ich nach der Psychose immer noch sagen, durchaus ihre Berechtigung hat. Ich hatte also immer wieder Angst, das Falsche zu tun und nicht rechtzeitig herauszufinden, was die »Stimmen« mir eingeben wollen. Wobei ich selbst es eigentlich nie als »Stimmen« bezeichnet habe, sondern immer als »Gedankenübertragung«, weil ich ja akustisch nichts hörte.

Ich habe mich geführt gefühlt, und das war eigentlich angenehm, weil es dem Tun mehr Sinn gab als im Alltag. Überhaupt schien alles mehr Sinn zu haben. Abgesehen von dieser Angst, das Falsche zu tun, habe ich meine Psychosen nie angstbesetzt erlebt. Ich würde im Gegenteil sagen, dass ich in den Psychosen mehr Mut hatte.

Nach der ersten Psychose hat mich ein Psychiater gefragt, was ich nun von meinem Erleben in der Psychose hielte. Ich habe ihm geantwortet, ich fände es lustig. Aber das konnte er überhaupt nicht verstehen. Psychiater scheinen so was immer als »mangelnde Krankheitseinsicht« zu werten. Ich habe überhaupt den Eindruck, dass Psychiater sehr erstaunt sind, wenn ich ihnen erzähle, dass ich meine Psychosen positiv erlebe.

Am liebsten würde ich, wenn ich wieder in eine Krise kommen sollte, diese ausleben und keine oder nur wenige Medikamente nehmen. Ich bin der Überzeugung, dass die Krise bei mir auch ohne Medikamente wieder vorbeigehen würde. Wenn ich in der Klinik zwangsmedikamentiert werde, habe ich den Eindruck, dass mir etwas weggenommen wird.

Das Unangenehme an der Psychose ist der Zustand nach der positiven Symptomatik. Ich bin dann sehr müde und die Konzentration ist schlecht. Das liegt sicher auch an den Medikamenten, aber wohl nur zum Teil. Diese negative Phase danach dauert bei mir Monate. Wenn dieser negative Zustand nicht wäre und die Psychose nicht mit Medikamenten bekämpft würde, deren Nebenwirkungen ich erleiden muss, wäre ich eigentlich einer weiteren Psychose gegenüber gar nicht so abgeneigt.

Nach meinen Psychosen habe ich meistens die Medikamente abgesetzt. Zurzeit aber nehme ich noch Medikamente, weil ich nach der Psychose immer so ausgepowert bin, dass ich Monate brauche, bis ich mich wieder erholt habe, und das nicht schon wieder erleben möchte. Meine letzte Psychose ist jetzt etwas über ein Jahr her. Was mich zusätzlich davon abhält, die Medikamente abzusetzen, ist die Angst vor den Zwangsmaßnahmen in der Klinik im akuten Schub. Ich kann mir allerdings nicht vorstellen, die Medikamente mein ganzes Leben lang zu nehmen.

Der Aufenthalt in der Psychiatrie war für mich eine traumatische Erfahrung, gerade wegen der Zwangsmedikation und des Gefühls, völlig ausgeliefert zu sein, sodass sie mit mir machen konnten, was sie wollten, und es kein Entkommen aus der geschlossenen Station gab. Das einzig Schöne an der Psychiatrie war die Beschäftigungstherapie, in der ich endlich mal die Zeit und das Material zum Malen, Basteln und Kreativsein hatte. Das hat mir Spaß gemacht.

Vor meiner letzten Psychose hatte ich gehofft, die positiven Gefühle und Gedanken erzeugen zu können, ohne wirklich psychotisch zu werden, mich sozusagen am Rande einer Psychose bewegen zu können. Als ich merkte, dass ich wieder in die Psychose geriet, habe ich zunächst nicht versucht, sie zu vermeiden. Ich hatte jedoch gehofft und geglaubt, die Psychose so weit steuern zu können, dass ich nur »ein bisschen« psychotisch würde. So wollte ich das euphorische Gefühl in der Psychose erhalten, ohne jedoch so weit reinzurutschen, dass ich nicht mehr ansprechbar war und wieder in der Psychiatrie landen würde. Es ist mir jedoch nicht gelungen, so weit Kontrolle auszuüben.

Ich glaube, dass meine Psychosen bei immer geringer werdenden Anlässen wiederkehren, weil es eine Art erlernte Reaktion ist. Eine Fluchtreaktion von mir, die einsetzt, wenn eine Situation naht, mit der ich nicht fertig werde. Vor allem treten die Psychosen bei mir dann auf, wenn ich mich von Leuten, die ich sehr mag, im Stich gelassen, alleingelassen, fallen gelassen fühle. In der Psychose flüchte ich dann in eine andere Welt, in der alles möglich ist und ich auch durch den Kontakt mittels Gedankenübertragung nicht allein bin. Der Aufenthalt in der Klinik verstärkt eher noch die Flucht, weil man aus allem rausgerissen wird, nichts mehr selbst erledigen kann.

Meine Einstellung gegenüber einer erneuten Psychose ist zwiespältig. Wenn ich mir vorstelle, dass mein ganzes Leben so weitergeht wie im letzten Jahr, dann hätte ich fast gerne wieder eine Psychose, weil ich dann rausgerissen bin aus dem Alltagstrott und wieder etwas Interessantes erlebe. Es ist immer noch eine Verlockung da und die Hoffnung, die Psychose steuern zu können – etwa durch Nichteinnahme der Medikamente einen Teil des Psychoseerlebens wieder zu bekommen, aber dann gerade so viel Medikamente zu nehmen, dass ich nicht in die Klinik muss. Das wäre ein Spiel mit dem Feuer und das Risiko übt einen gewissen Reiz auf mich aus, wie auch die Möglichkeit, dass die Psychose wieder auftritt, einen gewissen Reiz hat. Wenn es mir gut ginge und ich zufrieden mit meinem Leben wäre, dann bräuchte ich keine weiteren Krisen mehr.

Auch wenn ich Psychosen positiv erlebe, beschäftige ich mich trotzdem mit Vorsorge, denn ich möchte mehr Einfluss und Kontrolle haben – zum Beispiel darauf, was mit mir passiert, wenn ich eine Psychose habe, in welche Klinik ich komme oder wo ich die Psychose erleben kann, ohne ins Krankenhaus zu kommen. Die Frühwarnzeichen finde ich auf alle Fälle wichtig, weil ich lernen möchte, den Zeitpunkt zu finden, an dem ich die Psychose selbst unter Kontrolle halten kann, sodass ich nicht zwangsweise so viele Medikamente bekomme, dass alle psychotischen Gedanken unterdrückt werden.

Pirmin von Reichenstein

Über dreißig Jahre lang war ich seelisch krank und wurde von Psychiatern medikamentös behandelt. Schließlich waren alle Beteiligten mit ihrem Latein am Ende bezüglich meiner »endogenen Depression«. So blieb mir nichts anderes übrig, als gesund zu werden.

Alles fing mit meiner falschen Partnerwahl vor 37 Jahren an. In der Nacht meines Verlobungstages brachen meine Depressionen aus. Grauenhafte Träume wollten mir verdeutlichen, dass ich als unterordnungsbereiter Mann mit der Entscheidung für eine letztlich herrschsüchtige Frau in die Falle gegangen war, die ich mir unbewusst selbst gestellt hatte. Doch diese Einsicht brachte mir erst meine Selbstanalyse. Damals rieten mir in meinen lähmenden depressiven Zuständen vier hilfsbereite Theologieprofessoren zum Aufenthalt in einem psychiatrischen Krankenhaus: »Es sind so gute Medikamente erfunden worden!« Damit begann 1959 die Chronifizierung meines Leidensweges.

Wie entlastend war es für den Studenten mit seiner Antriebs- und Gedankenarmut zu hören: »Sie können nichts dafür und nichts dagegen tun, dass Sie krank sind, sondern nur regelmäßig Ihre Medikamente einnehmen.« Oder: »Nicht umsonst hat Ihr Vater sich das Leben genommen, und einen psychisch kranken Bruder haben Sie auch. Das ist endogen – vererbt!« Später sagte man mir irreführend noch: »Psychische Krankheiten werden durch Stoffwechselstörungen im Gehirn verursacht.« Jeder Erfolg wurde dann als »manisch« abgestempelt.

So kam es schon am Anfang zu der Diagnose: »manisch-depressives Irresein«. Über die Risiken der Medikation gab es kaum Aufklärung.

Nach meinem Theologiestudium begann eine fünfjährige Vikarszeit, in der ich zum pfarramtlichen Dienst ordiniert wurde. Oft war ich wegen meiner Depressionen nicht einsatzfähig. Als sich in unserer Ehe ein Kind ankündigte, gab ich auch die Doktorarbeit auf und wurde für 15 Jahre Hausmann. Von 1969 bis 1989 war ich einigermaßen »stabilisiert« durch Lithiumpräparate, die allerdings starke Kopf- und Rückenschmerzen mit sich brachten. Zu den Neuroleptika und Antidepressiva sowie den Schlaftabletten gesellten sich Schmerzmittel. Blasen- und Schilddrüsenbeschwerden machten weitere Medikamente erforderlich.

Meine beiden Psychoanalysen von 1964/65 und 1968/69 hatte ich während des Sommerurlaubs der Therapeuten mit Suizidversuchen beendet. Die Folgen meiner Vergiftungen waren grauenhaft. Ich ging jeweils durch wahre Höllen. Die fehlgeschlagenen Therapieversuche wurden wieder als Beweis für eine »endogene Erkrankung« betrachtet. Als ich 1990 zum dritten Mal die Vorkehrungen zum Suizid traf, stand plötzlich mein Bruder vor der Tür, der zehn Jahre älter ist und zehn Jahre vor mir den Ausstieg aus der Psychiatrie geschafft hat. Die letzte depressive Episode endete 1992. Seit Anfang 1993 bin ich gesund und glücklich wie nie zuvor.

Es war ein langer und äußerst beschwerlicher Weg. Ich erkannte nach und nach, dass ich nur als ganzer Mensch gesund werden konnte. Es dauerte lange, bis ich verstanden hatte, dass ich zur Erlangung eigener Gesundheit und eigenen Glücks alles einsetzen musste.

Am Anfang meines neuen Lebens stand die spirituelle Heilung. Ich fing in ganz neuer Weise an, mich auf Gottes Wort zu verlassen.

»Ich bin der Herr, dein Arzt.« Ein neues Bitten erwachte in mir: »Heile du mich, Herr, so werde ich heil! Hilf du mir, so ist mir geholfen!« Dieser geistliche Neubeginn tat sich mir 1986 auf in dem evangelischen Einkehrhaus Bergkirchen, wo ich den Weg der Meditation entdeckte. Dort geschah nach drei Jahren etwas sehr schwer Fassbares: Nach dem Nachtgebet überwältigte mich die Vorstellung von einem in der Dunkelheit goldleuchtenden Angesicht Christi. Eine noch nie erlebte Erregung ergriff mich mit einem unsagbaren Glücksgefühl und einer neuen Gewissheit, dass mein Heilungsweg begonnen hatte. Felsenfest war ich nun überzeugt: Jesus wird mich heilen.

Alsbald begann ich mit der Selbstanalyse im psychotherapeutischen Sinn. Immer klarer wurden mir meine depressiven Verhaltensweisen: Ein Erlebnis konnte noch so gut gewesen sein, wenn ich mich daran erinnerte und darüber nachdachte, kamen mir Einfälle, wie ich alles hätte besser machen können. So stellte sich die alles zersetzende Überzeugung ein, ich sei nun mal ein totaler Versager. Ich litt furchtbar unter dieser unheimlichen Macht. Ich erkannte sie als einen sozusagen selbst gestrickten Dämon und sah keine Möglichkeit, mich davon zu befreien. Doch bald darauf hatte ich bei einer katholischen Eucharistiefeier eine weitere Vision: Plötzlich stand dieser Dämon in bedrohlicher Gestalt vor mir. Aber ich hatte einen Dolch in der Hand und tötete ihn mit drei Stichen. Ich brachte ihn also sozusagen in mir selbst um! Mit dieser Heilungsvision war ich wie neugeboren.

Aber ich musste noch zwei depressive Episoden durchmachen. Meine Verwandten und Freunde waren ratlos wie ich.

Beide Male begab ich mich zum Psychiater und erhielt neue Psychopharmaka, die allerdings überhaupt nichts nützten, wie all das Teufelszeug, das ich mir seit 1959 hatte verabreichen lassen. Erneut durchlitt ich, wie mir in diesem seelischen Chaos aller Halt abhanden kam. Ich konnte nicht mehr meditieren, da sich dabei unerträgliche Verlassenheitsängste einstellten. Erst ganz allmählich erhielt ich auf die verzweifelte Frage, warum sich Christus mir entziehe, die Antwort: »Was du selbst tun kannst, kann ich dir nicht abnehmen.« Langsam begriff ich, dass die geistliche Heilung, dass Spiritualität eben nur ein Teil meines Lebens ist. Nach und nach dämmerte mir, dass ich meine Heilung selbst vollziehen musste.

Großartige Erfahrungen machte ich anschließend mit dem autogenen Training. Über Herzschlag und Atem lernte ich neu, mich an meinem Körper zu freuen.

Wenn ich meinen Freunden von meinen Erlebnissen berichtete, fühlten sie sich meist befremdet, ja bekamen Angst um mich, rieten mir oft entschieden zu Psychopharmaka, ganz wie 1959 meine theologischen Hochschullehrer.

Immer mehr erkannte ich: Heilung ist eigentlich gar kein Thema in unserer Gesellschaft. Stattdessen: Behandlung bis zum Exzess! Das betrifft vielfach auch die Sozialpsychiatrie! Und davon gehen ebenso die Angehörigen aus, die oft froh sind, dass die Kranken mit der »chemischen Keule« in Schach gehalten werden.

Mühsam entdeckte ich, wie viel Krankmachendes in der »christlichen« Verkündigung enthalten ist, vor allem in der katholischen Amtskirche durch die Verachtung der Frau und der Sexualität – aber auch in meiner evangelischen Kirche und in meiner pietistischen Erziehung. Die Kernworte Martin Luthers:

»allein aus Gnade, allein durch den Glauben, allein Jesus Christus«, die ich so lange begeistert nachgesprochen hatte, haben es mir unmöglich gemacht, meine Heilung in die eigene Hand zu nehmen. Die sogenannte christliche Botschaft entmündigt Menschen oft, sodass sie ihre Krankheit fatalistisch als Gottes unerforschlichen Willen hinnehmen, dem gegenüber der Mensch ohnmächtig sei.

Viele Gespräche mit Klinikseelsorgern, vor allem an psychiatrischen Krankenhäusern, bestätigten mir die Vermutung, dass hier ganz wesentlich das Krankheitselend verwaltet und der Herrschaftsanspruch der biologischen Psychiatrie kirchlich beweihräuchert wird. Heilung sei nicht Sache des Pfarrers, sondern des Facharztes.

Erst mein gleichfalls betroffener Bruder gab mir die richtungsweisende Devise: »Niemand kann dir helfen, auch ich nicht! Du musst dich allein, am eigenen Schopf aus dem Sumpf der depressiven Selbstzerstörung ziehen wie Münchhausen!« Zuerst hielt ich das für absurd und grausam. Dann blieb mir nichts anderes übrig, als genau das nach dem ganzheitlichen Menschenbild zu tun. Ich hatte eine neue Ausschließlichkeit entdeckt in meiner Alleinverantwortlichkeit für meine eigene Gesundheit und mein persönliches Glück. Ich erwartete nichts Entscheidendes mehr von anderen, nachdem ich an ihrer Hilflosigkeit verzweifelt war.

Allmählich entstand zuerst ein neues Körpergefühl. Obwohl ich eigentlich eher ein unsportlicher Typ bin, hatte ich mich jahrzehntelang zu sportlichen Übungen wie Joggen gezwungen. In den beiden depressiven Phasen musste ich mich morgens dazu regelrecht aus dem Bett zwingen. Ich sprach mir dabei vor, dass es jetzt nur auf den nächsten kleinen Schritt ankomme. Von Anfang an verordnete ich mir den täglichen Waldlauf, bei jedem Wetter. Und ich erhielt viel Zuspruch von meinem Bruder. Doch Muskelkrämpfe und -zerrungen wollten mich abhalten. Auch Rückenschmerzen traten auf. Beim Arzt und Masseur hieß es, das sei doch abwegig, was ich da bei meiner Konstitution triebe.

Und doch: Im Laufe der Jahre erlebte ich, wie ich physisch immer fitter wurde. Ich bekam immer mehr Freude am eigenen Körper. In meiner herrlichen Waldlandschaft wurde ich Zeuge faszinierender Sonnenaufgänge. Ich entdeckte ganz neu eine überwältigende Natur. Die zeigte sich mir nicht nur als Gottes Schöpfung. Ich nahm in ihr Gott unmittelbar wahr und mich selbst als göttlichen Bestandteil: ein geradezu mystisches Erlebnis.

Ganz unbezweifelbar ist das ein Glückserleben, das sich durch die Ausschüttung der Endorphin-Hormone vollzieht. Dies Erlebnis hatte ich zwar früher auch gelegentlich gehabt, aber die daraus resultierende Euphorie galt ja als krankhaft! Dabei könnte Sporttherapie als zuverlässiges Naturheilmittel konsequent im Alltag psychiatrischer Krankenhäuser betrieben werden! Joggen ist doch ein natürliches Antidepressivum. In der Fachliteratur wird das auch beschrieben. Ohne Zweifel ist es die allgegenwärtige, fast allmächtige Trägheit, die die meisten Menschen daran hindert, das Vernünftige zu tun und den jeweils geeigneten Sport als für alle Menschen lebensnotwendige Therapie zu betreiben.

Mit diesem neuen Körpererleben veränderte sich auch meine psychische Stabilität. Mit meinem Wissen aus Psychoanalyse und Verhaltenstherapie betrieb ich eine Selbstanalyse. Ich lernte, meine depressiven Praktiken zu durchschauen. Bei der

Versenkung in meine Vergangenheit und Kindheit half mir, dass ich oft mit meiner Mutter und meinen vier Brüdern darüber gesprochen hatte. Sehr aufschlussreich war da das kleine Tagebuch, das meine Mutter für mich geschrieben hatte. Auch meine biografischen Notizen bekamen neuen Wert.

Trotz familiärer Probleme hatte mir die pietistische Frömmigkeit viel Liebe, Geborgenheit und Urvertrauen gegeben. Schwer verwundet allerdings hatte mich der Suizid meines depressiven Vaters, als ich fünf Jahre alt war. Mit sechs versank meine Vaterstadt in Schutt und Asche, und ich fühlte mich als Bombenflüchtling erst mal heimatlos. Als Jüngster galt ich in meiner Familie als ziemlich überflüssiges »fünftes Rad am Wagen«. Mit Abitur und Erlernen der drei alten Sprachen war mein Leben völlig verkopft. Ich hatte noch nicht zu mir gefunden, als die falsche Partnerwahl meine Lebenskrise auslöste. Was mir fehlte, waren Ich-Stärke, Selbstwert, Selbstbejahung und Selbstvertrauen. Mein Scheitern war vorprogrammiert. Aber nach den vier Jahren meiner psychotherapeutischen Selbstbehandlung konnte ich all das zum Guten wenden.

Und so vollzog ich meine geistige Heilung: Mit dem Wiener Psychotherapeuten Viktor Frankl entdeckte ich die Logotherapie. So konnte ich neu meinen Lebenssinn und meine Lebensaufgabe bejahen. Durch ein neues Denken war ich in der Lage, mich selbst mit meiner Gefühlswelt ganz anzunehmen.

Alles wäre nicht möglich geworden ohne meine gesellschaftliche Heilung. Ich habe viel mitmenschliche Zuwendung erfahren: finanzielle Unterstützung durch meine Kirchenleitung, eine seelsorgerische Begleitung in Bergkirchen. Meine Herkunftsfamilie hielt mir mit Rat und Tat die Treue. Zu alten echten Freunden gesellten sich neue. In Obertalheim nahm mich der evangelische Pfarrer freundlich auf und ließ mich oft Gottesdienste halten. Der Dekan zeigte sich gleichfalls hilfsbereit. All das bewahrte den erneut schwer Depressiven jedoch nicht vor der Verzweiflung – hatte ich doch durch die ausgefallene Idee, gesund werden zu wollen, Frau und Sohn »verloren«. In der letzten Episode erlebte ich das Wunder, dass zwei Frauen als ehrenamtliche Helferinnen mich treu begleiteten, bis ich endgültig gesund war. Eine von ihnen wurde meine Lebensgefährtin. Kürzlich ist sie ganz plötzlich verstorben. Ihr Vermächtnis an mich lautet: »Jetzt kannst du deinen Weg allein gehen. Du bist geliebt, geheilt, versöhnt.«

Am Ende meiner letzten Krankheitsphase habe ich einen Verein von Betroffenen kennengelernt, in dem ich mich ehrenamtlich entfalten kann. Es ist mir gelungen, meinen Heilungsweg in ein Selbsthilfeprogramm zu übersetzen. Gern gebe ich heilende Übungen weiter, die mich selbst gesund gemacht haben. Was uns Erfahrene bewegt, muss thematisiert werden. Es gibt Wege heraus aus angeblich unheilbarer seelischer Erkrankung. Das ist eine unschätzbare Erfahrung. Zwei Buchtitel fassen meine Botschaft zusammen: *Liebe statt Valium* von dem Berliner Arzt Ellis Huber sowie *Liebe allein genügt nicht* von dem Kinder- und Jugendpsychologen Bruno Bettelheim. Es geht um die psycho-sozio-spirituelle Heilung des ganzen Menschen. Mit den Fachkräften zusammen wollen wir die psychiatrische Landschaft verbessern. Miteinander und füreinander werden wir es schaffen. Aber: Alle wahre Hilfe ist Hilfe zur Selbsthilfe.

Eva von Sinnen

»Ave-Ma-ri-a!« ... Immer wenn meine Mutter am Herd steht und singt, habe ich Schuldgefühle, weil sie wegen uns Kindern ihre Karriere als Opernsängerin aufgegeben hat. Unter diesem Verlust leidet sie, und besonders ich als ihr Kind versuche, ihr möglichst viel Freude zu bereiten mit dem, was ich tue. Auf ihre Erwartungen achte ich immer ganz besonders.

Aber auch ich kann nicht verhindern, dass sie einige Jahre später zu trinken beginnt. Allmählich übernehme ich ihre Rolle in der Familie. Erst gehe ich morgens zur Schule, dann versorge ich den Haushalt, kümmere mich um meine jüngeren Brüder und reiße auch meiner Mutter noch die Rasierklinge vom Handgelenk, wenn sie mit Selbstmord droht. Meine eigenen Gefühle und Bedürfnisse kenne ich nicht.

Jahre später bin ich manisch-depressiv, ohne deshalb je bei einem Arzt oder in einer Klinik gewesen zu sein. Euphorische Hoch-Zeiten werden abgelöst von Phasen tiefster Depression. Mein Leben ist ein Tanz auf dem Vulkan: Absturz vorprogrammiert. Niemand bemerkt (oder will wahrhaben?), dass ich krank bin, auch ich selbst finde meine extremen Gefühlszustände normal. Tabletten nehme ich keine, irgendwie komme ich zurecht, laviere mich so durchs Leben – insgesamt zwanzig Jahre mit meinen manischen und depressiven Phasen. Ich schaffe das Studium, arbeite siebzehn Jahre lang als Journalistin. Über weite Strecken bin ich völlig beschwerdefrei – und zwar dann, wenn ich in einer stabilen Zweierbeziehung lebe. Ansonsten lösen sich meine Krisen im manisch-depressiven Rhythmus immer wieder auf.

Ausgelöst durch die Trennung von meiner großen Liebe 1992 tritt die erste schizoaffektive Psychose auf. Ich verstehe die Welt nicht mehr. Ich habe Todesangst, weil der Himmel über mir einzustürzen droht. Renne vor der Krankheit davon, die ich nicht kenne: Liebeswahn, Verfolgungswahn. Nach einem Selbstmordversuch lande ich in der Klinik. Zwei Jahrzehnte nach meiner ersten manischen Phase bekomme ich erstmals eine Diagnose, werde vollgedröhnt mit Tabletten, die mein ausuferndes Unterbewusstsein eindämmen sollen.

Meine Eltern kümmern sich rührend um mich. Ohne zu verstehen, was da in ihrer Tochter abläuft, sind sie einfach da. Die Rollen haben sich umgedreht: Ich, die ich immer die Starke, Unabhängige, aber auch Rebellische war, bin nun hilflos wie ein kleines Kind, ihr kleines Kind. Endlich habe ich Eltern, die meine Wäsche waschen, versuchen mit mir zu reden, die Abgründe in meinem Wesen zu verstehen. Nach vier Monaten werde ich als »geheilt« entlassen.

Zwei weitere Klinikaufenthalte folgen. Die Psychose krallt sich in mir fest, mit wahnhaften Ideen, religiösen Trugbildern, Regression in die Kindheit. Sie bricht mir fast das Rückgrat: Aus einer stolzen, unabhängigen Frau ist ein Bündel Angst geworden.

Das Seltsame ist: Je schwächer ich werde, desto besser verstehe ich mich mit meinen Eltern. Der ganze Hass auf meine Mutter, die mich nie Kind sein ließ, ist verschwunden. Es gibt Phasen, da klammere ich mich an ihr fest, lese beruhigende Worte wie das Evangelium von ihren Lippen ab. Ich möchte ihr so gerne glauben, dass es Hoffnung gibt für mich, einen Weg heraus aus dieser heimtückischen Krankheit, mehr noch: dass die Krankheit einen Sinn hat, wie alle Gesunden immer wieder betonen.

Noch schlimmer wird meine Hoffnungslosigkeit, als die Psychose in eine Dauerdepression übergeht. Sind die Medikamente schuld daran? Ich sehne mich nach früher, als ich ohne Tabletten in meinen manischen Phasen gigantische Hochgefühle erlebte. Doch wenn ich so etwas äußere, schreit meine Mutter auf: Aggressiv gegen sie sei ich gewesen, unberechenbar, hart. Aber war (und ist) diese Aggression nicht berechtigt? Ist die Depression denn wirklich »besser«?

Der Depressive ist mundtot gemacht und pflegeleicht; er leidet still vor sich hin, hat keine Bedürfnisse, keine Wut. Der Depressive ist das ideale Kind, das nichts fordert und zu allem Ja und Amen sagt. Im schlimmsten Fall spürt er nicht einmal die Verletzungen, die ihm zugefügt werden. Er hat keinen Zugang mehr zu seinen Gefühlen, weder zu den alten, aus der Kindheit herrührenden, noch zu den neuen, aktuellen. So ist das »gute« Verhältnis zu meinen Eltern ein zweischneidiges Schwert: Ich bleibe durch ihre Fürsorge in der Kinderrolle, die ich längst hinter mir haben sollte.

Inzwischen lebe ich mit meiner Krankheit. Ich brauche keine Klinik, aber krank bin ich trotzdem. Ich höre keine Stimmen, aber gut geht es mir nicht. Meine Dauerkrise hält an. Was heißt da Vorsorge? Vorsorge vor was? Dazu müsste es mir ja erst mal gut gehen, doch das scheint noch ein weiter Weg zu sein. Medikamente gibt es viele für mich, doch helfen sie wenig.

Und Selbsthilfe? Ich tue mir etwas Gutes durch die kleinen Dinge des Alltags: Ich erlaube es mir etwa, jeden Morgen frühstücken zu gehen. So fängt mein Tag gut an. Ich habe meine Wohnung behalten, obwohl ich in eine therapeutische Wohngemeinschaft gezogen bin. Das erhält mir den Glauben daran, dass alles wieder besser werden könnte, eines Tages. Ich halte Kontakt zu einer Selbsthilfegruppe, weil es mir allein noch beschissener gehen würde. Und dann ist da noch meine ehrenamtliche Mitarbeit bei einem Radiosender. Dadurch schaffe ich mir selbst einen Grund aufzustehen, aus dem Haus zu gehen. Mein Tag bekommt wieder eine Ordnung, er hat wieder einen Morgen, Mittag und Abend. Es gibt die Zeit vor der Arbeit und die Zeit danach.

Meine Freunde sind für mich der Fels in der Brandung, sie sorgen sich um mich – und sie fordern mich als Erwachsene. Ohne sie wäre ich schon längst wieder in der Klinik. Sie helfen mir zu überleben und verhindern, dass es noch schlimmer kommt und ich allen Lebensmut verliere. Von ihnen bekomme ich echte Hilfe: Anregungen, Ratschläge, Streicheleinheiten. Sie lassen nicht zu, dass ich mich in meinem Elend und in Selbstmitleid vergrabe. Sie fordern mich auf, mich selbst zu spüren, von ihnen lerne ich, Grenzen zu ziehen. Von ihnen lerne ich auch, dass es sich zu kämpfen lohnt: für meine Eigenständigkeit und Selbstverantwortung, für ein selbstbestimmtes Leben.

Ich liebe meine Eltern, aber ich brauche meine Freunde. Sie sind wichtiger als jeder Therapeut dieser Welt, weil ich mit ihnen in einem echten Lebenszusammenhang stehe und nicht in einem abgeschotteten 1-Stunden-Biotop.

Kommunikation mit Freunden kann tröstlich sein, aber auch aufrütteln und weg vom Selbstmitleid, hin zur Selbstbestimmung führen – und sind die Schritte auch noch so klein, bis ich wieder weinen, lachen und handeln kann.

Wolfgang Voelzke

Es hat lange gedauert, bis ich gelernt habe, dass ich meinen Psychosen – die für mich sehr belastend sind – nicht hilflos ausgeliefert bin, sondern rechtzeitig etwas dagegen unternehmen kann.

Ich begreife meine Psychosen als einen Lösungsversuch meiner Persönlichkeit und meines Körpers, mit besonderen Belastungen bzw. besonderen inneren und äußeren Widersprüchen klarzukommen. Andere Menschen bekommen Magengeschwüre oder Diabetes. Bei mir können sich besondere Belastungen in Psychosen niederschlagen. Ich bin eben auf meine Weise empfindsam und verletzbar.

Seit Geburt bin ich »dünnhäutiger« als mein vor mir geborener Zwillingsbruder. Damals wog ich deutlich weniger als er und kam gerade am Brutkasten vorbei. Ich war immer etwas empfindlicher, verletzbarer, aber auch quengeliger und ungeduldiger als er. Einerseits galt ich als Kind manchmal als »Nervensäge«, andererseits nahm ich mir wohl auch vieles mehr zu Herzen.

Der erste große Umbruch kam mit dem Beginn meiner Berufsausbildung mit 19 Jahren. Zum ersten Mal war ich auf mich allein gestellt und musste selbstständig lernen und mich in der Arbeitswelt zurechtfinden. Damit war ich in der damaligen Situation völlig überfordert. Wenige Monate nach Beginn der Ausbildung war ich zuerst Ende 1975 für drei Monate und dann ab März 1976 für fünfeinhalb Monate in psychiatrischen Kliniken.

Danach folgte ein langer, harter Weg der Ausbildung (beeinträchtigt durch Neuroleptika, Gedächtnisprobleme und Gefühle von Überforderung), bis ich 1979 die Prüfung für den gehobenen Verwaltungsdienst mit »gut« abschloss. Dies alles habe ich nur mit Unterstützung meiner Eltern geschafft, die mir in jener Zeit einen sicheren Lebensrahmen und sozialen Halt gaben.

Danach blieb ich trotz einer großen privaten Krise zehn Jahre lang ohne weitere Psychosen. Erst 1986, als ich besonderen Belastungen im Rahmen einer Weiterbildung und am Arbeitsplatz ausgesetzt war, erkrankte ich erneut.

Ich bemerkte es erst gar nicht und hatte auch nicht mehr damit gerechnet. Dabei begann alles ganz positiv. Ich fühlte mich »geführt«, erlebte und verstand vieles symbolhaft. Ich glaubte, ich sei etwas ganz Besonderes, ein Prophet oder so etwas Ähnliches. Ich konnte bald nicht mehr schlafen und das Denken hörte nicht auf.

Nach wenigen Tagen nahm der Prozess an Dynamik und Dramatik zu. Zuletzt fühlte ich mich von bösen Mächten aus dem Universum verfolgt, die mich schädigten und später töten wollten. Ich war in den Kampf zwischen Gut und Böse geraten, und das Gute schien zu verlieren. Angst und Panik ergriffen mich. Zuletzt konnten meine Angehörigen mich nicht mehr begleiten. In einer bestimmten Situation wäre ich sogar beinahe aus Panik zu einer Gefahr für meine Freundin geworden.

In großer seelischer Not und körperlicher Verkrampfung kam ich in die örtliche psychiatrische Klinik. Dort habe ich Verletzendes erlebt und besonders unter Gefühlen von Ohnmacht und Ausgeliefertsein gelitten. Nach dreieinhalb Monaten wurde ich aus der Klinik entlassen. Ungefähr ein Jahr später wiederholte sich eine solche psychotische Episode.

Schwer für mich war die Zeit nach den Klinikaufenthalten. Ich fühlte mich so erschöpft, schwach und verängstigt, dass ich nicht allein in einer Wohnung hätte leben können. Wenn ich in dieser Situation nicht meine Eltern gehabt hätte, die mich vorübergehend aufnahmen und für einen lebenswerten Rahmen gesorgt hätten, wäre ich verzweifelt. Meinen Angehörigen verdanke ich für mein Überleben viel mehr als den Therapeuten in der Psychiatrie. Ihre konstante, vertrauensvolle Grundhaltung, in der sie mich nicht überfordert, aber auch nicht unterfordert haben, sondern zunächst für einen einfachen Tagesrhythmus sorgten, war genau das, was ich brauchte. Und das, obwohl auch sie diese Erkrankung nicht einordnen konnten und ebenfalls sehr darunter litten.

Informationen zu Psychosen habe ich trotz Nachfragens damals nicht erhalten. Und so blieb ich mit meinen unverarbeiteten Erlebnissen allein. Viel später erfuhr ich, dass es doch Literatur gab.

Zunächst bestand meine Therapie – wie bei wohl vielen Psychiatrieerfahrenen – überwiegend aus der Einnahme von Neuroleptika. Diese wurden langsam reduziert, teilweise ganz ausgesetzt und bei Bedarf wieder eingesetzt. Außerdem nahm ich bis 1994 ein Lithiumpräparat, das ebenfalls in Abstimmung mit meinem Psychiater langsam abgesetzt wurde.

Für mich persönlich kam die Wende in meinem Bewusstsein als Psychiatrieerfahrener durch eine ambulante Rückfallvorbeugungsgruppe der Westfälischen Gesellschaft für Soziale Psychiatrie (heute »psychoedukative Gruppenarbeit« genannt). In diesen Gruppen werden in 14 Sitzungen mit 6–8 Patienten und Patientinnen und zwei Moderatoren Informationen über den gegenwärtigen Forschungsstand zu Psychosen gegeben, etwa über das »Verletzlichkeits-Stress-Bewältigungs-Modell«, über Medikamente und ihre Nebenwirkungen aufgeklärt sowie individuelle Frühwarnzeichen und ein Krisenplan erarbeitet.

Es war für mich das erste Mal, dass mich Mitarbeiter aus der Psychiatrie über ihr Verständnis von Psychosen informierten und mich persönlich mit meinen Erfahrungen ernst nahmen. Sie sprachen davon, dass Patienten Experten für ihre Erkrankung seien und jeder seinen Weg, damit zu leben, finden müsse. Das hat mir sehr geholfen.

Zum ersten Mal wurde mir deutlich, dass meine Psychose nicht über mich hereinbricht wie ein namenloses Schicksal, sondern dass ich rechtzeitig etwas tun kann. Ich achte jetzt sehr auf meine Frühwarnzeichen. Wenn ich unter Stress und Druck stehe, können mich diese vor dem Beginn einer Psychose warnen.

Gerate ich etwa wegen Arbeitsdruck oder persönlichem Ärger unter Stress, dann steigt bei mir die innere Anspannung erheblich an, zum Teil werde ich auch aggressiv. Häufig merkt dies meine Frau schneller als ich selbst. Kommt dann hinzu, dass ich nachts nicht schlafen kann, meine Gedanken anfangen zu jagen oder sich besondere Eindrücke einstellen, dann nehme ich noch in der Nacht Neuroleptika ein.

Aber dabei muss ich aufpassen. Nicht jedes Nicht-einschlafen-Können ist ein Frühwarnzeichen. Ich versuche genau hinzuspüren und zu fühlen, ob ich nicht auch ohne Medikamente auskommen kann. Wenn ich aber deutlich meine Frühwarnzeichen erkenne, dann handle ich konsequent. Denn ich habe nur wenige Tage Zeit, um noch bewusst entscheiden und handeln zu können, bevor ich »abdrehe« und in eine andere Welt gerate.

Ich gehe am nächsten Morgen zu meinem ambulanten Psychiater und schildere ihm die Situation. Um zur Ruhe zu kommen, hilft es mir, wenn ich krankgeschrieben werde und ich die Medikamente einnehme, die mir schon früher geholfen haben. Medikamente heilen die Disposition zur Psychose nicht, aber sie können etliche Symptome stark beeinflussen.

Ob jemand Medikamente nimmt, muss jeder nach ausreichender Aufklärung und Beratung durch psychiatrische Fachleute und nach Abwägung von Nutzen und Risiken selbst entscheiden. Dazu gehören auch Informationen über Nebenwirkungen und mögliche Spätschäden.

Zu Hause müssen Patientinnen und Patienten schließlich jeden Tag entscheiden, ob sie die verordneten Medikamente wirklich einnehmen oder nicht. Viele leiden unter den individuell sehr verschiedenen Nebenwirkungen.

Ich persönlich nehme diese deutlichen Beeinträchtigungen durch hohe Dosen von Neuroleptika in der frühen Phase hin, etwa Mundtrockenheit teilweise bis zu den Bronchien, Sitzunruhe, Bewegungsstörungen, Gewichtszunahme, ebenso die Veränderungen der Leberwerte, denn unter meiner Psychose leide ich noch viel mehr.

Langfristig versuche ich jedoch, immer mehr mit meinen teilweise engen Grenzen zu leben und mit möglichst wenig Chemie auszukommen. Dafür will ich alle mir zur Verfügung stehenden Hilfen nutzen.

Ich habe es auf diesem Weg geschafft, dass ich von 1987 bis 1994 zwar neunmal psychisch ambulant erkrankt bin, aber mich nicht mehr in eine Klinik begeben musste.

1992 hatte ich dann das Glück, an einer ambulanten Psychoseerfahrungsgruppe teilnehmen zu können (5–7 Psychoseerfahrene, 2 Psychologinnen als Moderatorinnen, mit insgesamt 14 Treffen). Darin ging es um die Auseinandersetzung mit dem

Psychoseerleben und der Bedeutung meiner Psychosen vor dem Hintergrund meiner Biografie, meiner Ängste und Wünsche. In der Klinik war leider fast nie darüber geredet worden. Gerade auch zu erfahren, was andere erlebt und gedacht haben, trägt dazu bei, das eigene Erleben besser annehmen, einordnen, verarbeiten und integrieren zu können.

Die Erfahrungen in der Rückfallvorbeugungsgruppe 1990 haben mich motiviert, 1991 die Selbsthilfegruppe Psychoseerfahrene in Bielefeld mit zu gründen und mich in der Selbsthilfebewegung zu engagieren. Ich bin auch Mitglied im Bundesverband Psychiatrie-Erfahrener.

In Bielefeld hat eine Arbeitsgruppe aus Psychiatrieerfahrenen sowie der ärztlichen und pflegerischen Leitung der örtlichen psychiatrischen Klinik die Bielefelder Behandlungsvereinbarung erarbeitet. Darin können Patientinnen und Patienten vorbeugend, wenn es ihnen gut geht, Regelungen für den Fall eines möglichen weiteren Klinikaufenthalts treffen, um die bisherigen Erfahrungen in der Krise zu nutzen und bestimmte Negativerfahrungen zu verhindern. Eine solche Vereinbarung oder auch das sogenannte Patiententestament kann eine wichtige Vorsorge sein.

Im Dezember 1994 habe ich eine solche Behandlungsvereinbarung abgeschlossen. Als ich Ende März 95 merkte, dass eine Psychose »im Anzug« war und ich diese diesmal nicht zu Hause würde durchstehen können, habe ich mich schneller als früher in die Klinik begeben. Die Entwicklung meiner Psychose konnte so rechtzeitig aufgehalten werden und ich wurde nach drei Wochen entlassen. Nach weiteren drei Wochen konnte ich wieder arbeiten. Die Neuroleptika wurden in Absprache mit meinem ambulanten Psychiater langsam reduziert und ausgeschlichen. Seit August 95 nehme ich fast keine Medikamente mehr. Lediglich im Februar 1996 habe ich – als persönliche Bemühungen, zur inneren Ruhe zu kommen, nicht weiterhalfen – vorübergehend Melleril genommen.

Dafür fühle ich mich jetzt jedoch »dünnhäutiger«, bin leichter zu begeistern, aber auch viel schneller belastet und unter Druck. Ich will daher nun noch bewusster und klarer meine Grenzen und meine Belastungen wahrnehmen und verantwortungsbewusst handeln.

Seit über einem Jahr mache ich eine Psychotherapie bei einem Psychologen, der geschult und kompetent ist im Umgang mit psychotischen Menschen. Neben meinen Ängsten und hohen Ansprüchen an mich selbst, neben der Neigung, mich zu überfordern, sowie dem daraus resultierenden Stress ist mir in der Therapie besonders das Thema wichtig, wie ich mit meinen zum Teil sehr engen Grenzen umgehen und leben kann, ohne wieder zu erkranken. Ich will lernen, mich so anzunehmen und zu lieben, wie ich bin. Meine vielen beruflichen und ehrenamtlichen Aktivitäten zeigen mir jedoch, dass ich immer noch meine, mich beweisen zu müssen. Die Selbstannahme ist der entscheidende Prozess, aber sie gelingt mir vorläufig nur unvollkommen.

Zu meinem positiven Selbstwertgefühl haben meine sozialen Kontakte erheblich beigetragen. Die Achtung, Anerkennung und Annahme, die ich durch meine Angehörigen, nahen Bekannten, aber auch in der Selbsthilfebewegung und durch engagierte Mitarbeiter in der Psychiatrie erfahren habe, haben mir dabei geholfen. Wichtig ist zudem das verständnisvolle Verhalten meiner Arbeitskolleginnen und -kollegen, was ja keinesfalls selbstverständlich ist. Grundsätzlich meine ich, dass mein offener Umgang mit meiner sogenannten »Psychose« sehr dazu beigetragen hat, meine eigene Angst vor meinem Erleben, aber auch die Angst meiner Umwelt vor mir ein großes Stück abgebaut zu haben.

Dies alles hat dazu beigetragen, dass ich mich mit meinen Psychosen auseinandersetzen und mich immer mehr um ein bewusstes, positives Leben mit den gegebenen Grenzen bemühen konnte. Ich bin weiterhin auf dem Weg und suche Hilfen und Möglichkeiten, mit möglichst wenig Chemie, dafür aber mit mehr persönlicher Auseinandersetzung mit meiner besonderen Empfindsamkeit und Verletzbarkeit zu leben.

Ich muss sehr früh merken, dass ich psychotisch werde – sonst werde ich es, ohne es zu merken

Regina Bellion

Wie so viele andere wurde ich nach einem Klinikaufenthalt mit der Maßgabe entlassen, weiterhin Neuroleptika nehmen zu müssen, voraussichtlich mein Leben lang, nur so lasse sich die nächste Einweisung vermeiden.

An diesen ärztlichen Rat hielt ich mich, bis ich zu der Entscheidung kam, mich besser umzubringen – denn das Leben hinter einer undurchdringlichen neuroleptischen Mauer war nicht mehr mein Leben.

Aber ich beschloss, vorher auszuprobieren, ob es noch andere Möglichkeiten gäbe. Zusammen mit Freunden machte ich mich auf diesen Weg.

- Wir lernten, einander in psychotischen Krisen beizustehen.
- Wir begriffen, dass diese Krisen begründet sind.
- Wir versuchen, bei beginnenden Schwierigkeiten anders als psychotisch zu reagieren.

Allmählich lernte ich, dass es nicht immer Schicksalsschläge sind, die mich in Psychosenähe bringen; oft reichen Kleinigkeiten, denen niemand Bedeutung beimessen würde. Vor jeder Psychose sind mir andere Kleinigkeiten passiert und sie schienen keinen gemeinsamen Nenner zu haben. Bei nachträglichem genaueren Hinsehen erwecken diese Kleinigkeiten aber immer ähnliche Gefühle in mir, Gefühle von Unsicherheit und davon, keinen Boden unter den Füßen zu haben, nicht gesehen zu werden, abgelehnt zu werden. Ich darf nicht auf der Welt sein, ich habe nicht das Recht, am Leben zu sein – das meine ich vor jeder

Psychose. Ich meine es nur einen Moment lang, dann beginnt nämlich schon, manchmal wie eine Rettung, die Psychose.

Das schlimme Gefühl, sowieso nicht verstanden zu werden, nicht erwünscht zu sein, keine Daseinsberechtigung zu haben, könnte der rote Faden sein, der mich in die Psychose führt. Diesen roten Faden konnte ich jahrzehntelang nicht sehen, denn ich hatte wahrscheinlich keine Gefühle. Ich wusste nicht einmal, was Gefühle sind. Stattdessen wusste ich, was von mir erwartet wurde, was ich zu tun hatte und was für ein Bild ich abgeben sollte. Da ich diesen Anforderungen einigermaßen gerecht wurde, wurde ich geschätzt. Nein, das Bild, das ich abgab, wurde geschätzt. Dieses Bild aber hatte nur wenig mit mir zu tun.

Es ist eine Art von Verletzung, die zu spüren ich als Kind schon verlernt hatte. Aber die Wunde ist da, heute spüre ich, wenn sie berührt wird. Eine abwertende Äußerung kann mich in Psychosenähe bringen. Oder Verhalten, das im Widerspruch zum Geäußerten steht. Wie gesagt: Es sind oft Winzigkeiten.

Ein ziemlich sicheres Zeichen, dass ich auf dem Weg in die Psychose bin, ist, wenn ich mit einem eigentlich oft belanglosen Problem beschäftigt bin und mich die Wirklichkeit draußen vor der Tür nicht mehr interessiert. Dann habe ich Schwierigkeiten, mich zu erinnern, sogar daran, wann meine letzte Mahlzeit war und wann ich zuletzt geschlafen habe.

Es ist also ratsam, dass ich jederzeit analysiere, was geschieht und wie ich mich dabei fühle, damit ich mich rechtzeitig zurückziehen kann. Das gelingt mir nur unzureichend. Ich muss sehr früh merken, dass ich psychotisch werde, sonst werde ich es, ohne es zu merken.

Wenn ich mich in Psychosenähe fühle, merke ich endlich, wie es mir geht. Dann reagiere ich erst einmal mit Rückzug. Ich drehe mich um und gehe nach Hause. Sofort und ohne Erklärung. Ich lege mich hin, bin nicht zu sprechen, für niemanden, auch nicht am Telefon. Ich bemühe mich, tief und gleichmäßig zu atmen. Manchmal lege ich mich tagelang hin, manchmal reichen ein paar Stunden. Ich liege dann einfach da, so als sei ich verletzt.

Erst mal bin ich dann bemüht, Kontakt zur Realität zu halten, zu meiner Zimmerumgebung. Ich spanne die Muskeln an, um zu spüren, dass ich einen Körper habe. Ich öffne die Augen und sehe zum Fenster. Es ist Tag. Solange ich das feststellen kann, bin ich in der Realität.

In den Zimmerecken sehe ich Schatten, sie warten darauf, größer zu werden, sich zu bewegen, mir Scherereien zu machen. Mein gleichmäßiger, tiefer Atem ist das Einzige, was gilt. Ich liege und atme, schlafe nach Möglichkeit. Irgendwann werde ich wach. Es ist hell. Ich habe die ganze Nacht geschlafen. Das Zimmer sieht so aus, wie es aussehen soll. Kein Schatten bewegt sich. Kein Geräusch, das hier nicht hingehört. Glück gehabt.

So bleibe ich liegen, als wäre ich krank. Noch brauche ich Ruhe und Schlaf, noch ist die Gefahr nicht überwunden. Ich kenne das.

Meine privaten Vorsorgemaßnahmen

Um einem sogenannten »psychotischen Schub« vorzubeugen, habe ich noch andere, ganz private Vorsorgemaßnahmen.

Tag-Nacht-Rhythmus ▸ Ich sollte mich an einen halbwegs geregelten Tagesablauf halten, der an meinen Interessen ausgerichtet ist. Genügend Schlaf brauche ich und Melissebäder. Nach dem Aufwachen brauche ich einige Stunden für mich allein, damit ich mich mit dem Tag »anfreunden« kann. Den Tag als Tag einzuhalten ist für mich ganz wichtig. Ich habe einen Hang dazu, nachts zu leben und den Tag zu verschlafen. Wenn ich diesem Hang nachgebe, falle ich leichter aus der Realität.

Atmung ▸ Wichtig ist für mich, dass ich immer wieder meine Atmung überprüfe. Das heißt, ich muss darauf achten, dass ich gleichmäßig atme, dass ich nicht zu flach atme oder unversehens die Luft anhalte.

Stress ▸ Stress muss ich unbedingt zu vermeiden versuchen. Ich behalte im Auge, dass Extremsituationen mir schaden können.

Umgang mit Emotionen ▸ Wenn Emotionen mich umherwirbeln, bin ich mehr gefährdet als die meisten anderen Menschen. Statt der Versuchung nachzugeben, mich mit meinen Schwierigkeiten zurückzuziehen, sollte ich gerade dann Umgang haben mit Menschen, die mich mögen und an mir interessiert sind. Wichtig ist auch der Umgang mit Menschen, zu denen ich keine ausgeprägte emotionale Beziehung habe, die mich aber ernst nehmen. Mit ihrer Hilfe kann ich feststellen, ob ich wenigstens noch mit einem Bein in der Realität stehe. Das ist ein heikler Punkt, um den ich mich immer wieder neu bemühen muss – oft fühle ich mich nämlich so verletzt, dass ich mich endgültig von Menschen zurückziehen möchte.

Besondere Vorsicht ist geboten, falls ich mich verliebe. In einer sehr engen Beziehung besteht die Gefahr, dass ich mich auf ähnliche Weise verletzen lasse wie früher als Kind. Wenn das passiert – und sei es auch nur ansatzweise –, können leicht die Vorläufer einer Psychose auftreten.

Tätig sein ▸ Wichtig im Sinne einer Vorsorge und überhaupt ist eine für mich sinnvolle Beschäftigung. Die muss ich mir oft selbst schaffen.

Selbstbild ▸ Wichtig ist auch, dass ich nicht mehr glaube, ich müsse ein möglichst normales Bild abgeben. Stattdessen gestatte ich mir Erlebnisse, die für andere befremdlich sein mögen, die mir aber guttun.

Bewegung ▸ Ich habe einiges ausprobiert, um in Kontakt mit meinem Körper zu bleiben bzw. diesen Kontakt überhaupt herzustellen. Die Bewegungen, die mir helfen, mich in meinem Körper zu spüren, sollte ich täglich machen, dabei reicht einmal am Tag oft nicht.

Psychoseinhalte ansehen ▸ Dann ist es nicht falsch, wenn ich mich an relativ gesunden Tagen frage, warum ich in der letzten Psychose ausgerechnet dieses oder jenes gehört oder gesehen habe und was diese Halluzinationen mit mir und mit meinem Leben zu tun haben. Je besser ich den Sinn meiner Halluzinationen verstehe und ihre Berechtigung erkenne, desto mehr bin ich in der Lage, meine Angelegenheiten in der Realität zu behandeln, statt sie in den unbewussten Bereich verschwinden zu lassen, wo sie sich bei gegebenem Anlass als psychotische Erlebnisse verselbstständigen können.

Rückmeldung holen ▸ Aufpassen muss ich, dass ich in schwierigen Situationen nicht an Beziehungsideen stricke. Es hat sich als nützlich gezeigt, andere Menschen zu bitten, die Dinge, die mich hellhörig machen, aus ihrer Sicht zu schildern. So kann ich beginnende Wahnideen relativieren – sofern sie noch nicht weit fortgeschritten sind.

Sich selbst wichtig nehmen ▸ Offenbar hatte ich nicht die Möglichkeit, ein grundlegendes Gefühl von zufriedenstellender Identität und ein entsprechendes Selbstbewusstsein zu entwickeln. Deshalb muss ich auf mich selbst viel Sorgfalt und Zeit verwenden. Es reicht nicht, irgendwelche Erfolge zu erarbeiten, die allgemein etwas gelten. Das sind Selbsttäuschungsmanöver, die mit meiner inneren Zufriedenheit wenig zu tun haben. Das Gefühl, wertvoll zu sein und mir selbst wichtig zu sein, bekomme ich eher, wenn ich mir genug Zeit zum Träumen nehme. (Andere finden ihren Frieden beim Gitarrespielen oder wenn sie in der Badewanne liegen, bei Spaziergängen, beim Tagebuchschreiben oder beim Theaterspielen.)

Verletzungen vermeiden ▸ Am wichtigsten ist wohl, dass ich allzu widersprüchliches Verhalten in meiner Umgebung rechtzeitig erkenne und mich ihm entziehe. Denn Ungereimtheiten, Missachtung u. Ä. sind Verletzungen, die mich verrückt machen können.

Wenn die Schatten, die aus dem Teppich wachsen, Konturen bekommen, wenn sie nicht mehr schweigen, wenn das Zimmer erfüllt ist von ihren Bewegungen und ihrem hämischen Gelächter, wenn die Zimmerwände bröckeln, dann ...

Weder meine psychoseerfahrenen Freunde noch ich wussten, ob sich eine Psychose zu Hause durchstehen lässt. Wir wussten nicht, wie lange eine Psychose dauert, wenn sie nicht mit Neuroleptika bekämpft wird. Wir wussten nicht einmal, ob eine Psychose überhaupt ohne Medikamente irgendwann aufhören würde.

Inzwischen wissen wir mehr, wir können einander helfen. Angst haben wir immer noch jedes Mal. Wir wissen, dass unser Alleingang gefährlich werden kann.

Das Schwierige bei der Vorsorge ist, rechtzeitig einzusehen, dass ich Hilfe brauche und dann auch deutlich um Hilfe zu bitten – möglichst, bevor ich mir Verletzungen beigebracht habe oder jemand wegen mir die Polizei alarmiert.

Um eine Psychose durchzustehen, brauche ich:

- einen Platz, an dem ich nicht behelligt werde,
- eine Matratze, eine Decke, etwas Nahrung, Wasser und
- Freunde, die abwechselnd bei mir sind.

Ich brauche Freunde, die mir meinen Zustand nicht übelnehmen, die keine Forderungen an mich stellen, die dafür sorgen, dass ich keinen Schaden anrichte, dass ich wenigstens Wasser trinke, und die die Ruhe bewahren, bis nach (erfahrungsgemäß) acht bis zehn Tagen die Welt wieder wie gewohnt aussieht.

Wenn meine Psychose bis in die Akutphase gediehen ist, dann bin ich in meine eigene Wirklichkeit eingesperrt. In diesem Zustand bin ich sehr umtriebig und begehe Handlungen, die ich später bitter bereue. Je größer meine Angst, desto aggressiver werde ich. Ich schlage zum Beispiel die Wohnung kurz und klein. Um auch dem vorzubeugen, braucht man gute Freunde, die etwa Folgendes leisten können müssen:

Gelassenheit ► Wer es nicht erträgt, sich hilflos zu fühlen, wird es hier zuallererst. Ein geeigneter Helfer ist diejenige Person, deren Anwesenheit vom Betroffenen nicht als beunruhigend empfunden wird und die gerade selbst gut beieinander ist und längerfristig die Ruhe behält.

Ruhe ► Ruhe ist unbedingt einzuhalten: kein dudelndes Fernsehgerät, keine Fremden, keine Ratschläge, keine Diskussionen, kein Kommen und Gehen, Ruhe!

Körperkontakt ▸ Helfer sollten spüren, ob es einem psychotischen Freund guttäte, umarmt zu werden, und sie sollten danach fragen – er wird die Frage schon verstehen. Wenn er gewalttätig ist oder etwas demoliert, muss man ihn umarmen, damit er zum Stillstand kommt.

Realitätsanbindung ▸ Fragen des Betroffenen sollten beantwortet werden, damit er sich orientieren und der Realität nähern kann. Auch diese Aussage ist hilfreich: Was du erlebst, ist eine Psychose, das geht vorbei, ich bleibe bei dir. Nicht hilfreich ist es, wenn psychotische Ideen bestätigt werden. Besser ist zu sagen: Ich glaube dir, dass du Giftgas riechst, aber ich rieche es nicht. Lügen beschwichtigen nicht, und ebenfalls hilft es nicht, wenn man so tut, als sei alles irgendwie im Lot.

Aggressionen ▸ Schläge oder Tritte dürfen nicht persönlich genommen werden. Das passiert nur, solange die Betroffenen in panischer Angst sind.

Atmung ▸ Ruhige Atmung ist wichtig. Bei regelmäßiger ruhiger Atmung lässt die Panik nach. Wer gleichmäßig und langsam atmet, kann die Psychose über lange Strecken mit weniger Angst durchleben. Während der Psychose wird gerne behauptet, man könne nicht atmen. Einigen tut es weh, tief zu atmen und in den Bauch zu atmen. Manche fangen sogar an zu weinen, wenn sie es versuchen. Das ist ein gutes Zeichen, denn sie spüren ihren Körper.

Es hilft, den psychotischen Menschen die Hände auf Bauch und Brustkorb zu legen, ihnen den Bauch zu streicheln und sie aufzufordern, gemeinsam hörbar zu atmen. Wenn man das immer wieder erreicht, ist schon viel gewonnen.

Rededrang ▸ Es kann sein, dass der Betroffene stundenlang von seinen psychotischen Erlebnissen erzählen will. Manche beruhigt es, wenn es gehört und verstanden wird. Ein anderer redet sich dann erst recht in die Psychose hinein. Ob man ihn reden lässt bzw. wie viel, das bleibt dem subjektiven Gespür überlassen.

Realitätsinseln ▸ Auch in der schlimmsten Psychose gibt es Realitätsinseln. Das sind die Momente, in denen der Betroffene andere oder die Umgebung erkennt. Vermutlich weiß er nicht, was er von dieser Realität halten soll und welchen Stellenwert sie in seiner Wahnvorstellung hat. Realitätsinseln erkennt man etwa daran, dass der Betroffene fragt, welcher Tag heute ist, ob er etwas zu trinken haben kann, oder wenn er wissen will, was überhaupt los ist. Realitätsinseln können winzig sein, man sollte deshalb sofort auf sie reagieren. Realitätsinseln kommen immer wieder. Darauf kann man sich verlassen. Man sollte sie unmittelbar verstärken.

Realitätsinseln kommen von selbst, lassen sich aber auch herstellen – und zwar durchaus vom Helfer, etwa dadurch, dass man einfach in die Psychose hineinspricht: Sei ruhig, erzähl mir das später. Der Betroffene reagiert darauf – wenn nicht jetzt, dann später. Je wohler er sich fühlt, desto leichter fällt es ihm. Wenn die Wirklichkeit akzeptabel ist, wachsen die Realitätsinseln. Sie wachsen und werden zahlreicher.

Helferpausen ▸ Das Hin und Her zwischen Ruhe- und Unruhephasen kann tage- und nächtelang andauern. Das halten Helfer nur durch, wenn sie sich zwischendurch erholen können. Nach spätestens vier bis fünf Stunden sollte man sich ablösen lassen.

Versorgung ▸ Während der Psychose sind oft die einfachsten Dinge nicht möglich. Vielleicht kommt dem psychotischen Menschen tagelang nicht in den Sinn, dass er etwas trinken sollte. Für derlei Dinge müssen die Helfer also sorgen.

Dabeisein ▸ Die Psychose ist erst dann durchgestanden, wenn aus dem Unterbewussten all das nach oben gekommen ist, was nach oben wollte. Bei mir dauert das gewöhnlich acht bis zehn Tage. Erst danach kann ich wieder schlafen. Vorher, während der Psychose, ist es gut, möglichst dauernd zu liegen und ruhig zu atmen, damit man wenigstens ruht, wenn man schon nicht schlafen kann.

Die Helfer sollten dafür sorgen, dass die Betroffenen während der kritischen Zeit nicht allein sind – eine durchgängige Begleitung kann bis zu einer guten Woche notwendig sein, und zwar rund um die Uhr. Von Stimmen getrieben, hat schon mancher etwas getan, was hinterher nicht mehr gutzumachen war.

Die Angst, die ein Psychosebegleiter durchmacht, wird immer wieder auch von dem psychotischen Menschen beschwichtigt. Er will nämlich plötzlich wissen, ob Joghurt eingekauft wurde. Oder er sagt: Gut, dass du hier bist. Er ist dann tatsächlich in der Realität. Auf einmal setzen wieder die Stimmen aus den Zimmerwinkeln ein. Dann ist es gut, einfach nur nah bei ihm zu sein, ganz nah, und ruhig und deutlich zu atmen. Damit verbreitet sich Ruhe und Zuversicht.

Helferüberforderung ▸ Helfer sollten sich nur auf das einlassen, was sie verantworten können. Wenn sie den Eindruck haben, die Situation nicht länger aushalten zu können, dann sollten sie die Ambulanz oder einen Facharzt herbeirufen. Auch diese Möglichkeit sollte vorher mit dem Betroffenen besprochen werden.

Bei all meinen Erfahrungen in den letzten Jahren war es sehr hilfreich, alles mit guten Freunden besprechen zu können. Wir haben akute Psychosen gemeinsam durchgestanden – dabei hat jeder von uns Momente erlebt, in denen er die Verantwortung gern an den nächsten erreichbaren Arzt abgegeben hätte. Auch gab es zwei oder drei Einweisungen mit gerichtlichem

Beschluss. Eine davon betraf mich selbst. Ich hatte meine Fenster zerschlagen und damit die gesamte Nachbarschaft auf den Plan gerufen.

Psychotische Zustände haben wir nicht mit Psychopharmaka gedämpft. Anderes haben wir ausprobiert: Bachblütentropfen, Reiki, handgewärmte Edelsteine auf dem Körper. Niemand wusste, ob das hilft. Wir wissen es bis heute nicht. Geholfen hat vielleicht der liebevolle Umgang miteinander. Oder die knappe Sprache, die keine Doppeldeutungen zuließ. Vielleicht gibt es keine Hilfe bei akuter Psychose – nur die Möglichkeit, sie durchzustehen. Eine Klinik ist dafür ein schlechter Ort.

Selten brauchten wir für eine Psychose länger als eine Woche, oft nur einen Tag oder sogar nur Stunden. Heute wissen wir, dass es geht.

Wenn ich von Psychosebegleitung erzähle, gibt es gewöhnlich zwei Einwände.

Professionelle sagen: Viele Psychosen dauern wesentlich länger als zehn Tage. Da haben sie recht. Nach einer Psychose habe ich die Möglichkeit, zu wählen, ob ich hier oder dort leben möchte – in der Realität oder in meiner eigenen Welt. Wer über längere Zeit mit einem Bein in der Psychose bleibt oder über Jahre in einer milden Chronifizierung lebt, hat eine Entscheidung getroffen, die ich respektiere. Diese Entscheidung wird vielleicht nur selten bewusst getroffen.

Viele Psychosebetroffene sagen: Ich habe aber keine Freunde, die mir in einer Psychose beistehen würden. Stimmt das wirklich? Ist da wirklich niemand? Kennen sie selbst denn jemanden, für den sie selbst da sein möchten? Freundschaften zu pflegen ist nämlich eine wichtige Vorsorgemaßnahme.

Teil II: Vorsorgen

Die eigenen Vorsorgemöglichkeiten kennenlernen

Es besteht offensichtlich die etwas peinliche Tatsache, dass die Initiative des Patienten (ob effizient oder nicht) durchgehend außer Acht gelassen wird.

J. S. Strauß, Professor für Psychiatrie

Es war für mich ein befreiendes Gefühl, festzustellen, dass ich aktiv eingreifen kann und meiner Erkrankung nicht hilflos ausgeliefert bin.

W. Voelzke, Psychoseerfahrener

Einführung: Die eigenen Vorsorgemöglichkeiten kennenlernen

In den folgenden Abschnitten möchten wir Betroffene mittels eines Vorsorgebogens unterstützen, ihre eigenen Einflussmöglichkeiten auf ihr Wohlbefinden und ihre Krisen zu erkennen und zu nutzen.

Wir unterscheiden drei Bereiche, auf die Betroffene in verschiedenster Form Einfluss nehmen können:

1. Entstehen von Krisen (zum Beispiel das eigene Wohlbefinden stärken, Überforderungen erkennen, auf Frühwarnzeichen rechtzeitig reagieren);
2. Verlauf von Krisen (zum Beispiel einen Ort finden, an dem man genesen kann, Medikamente);
3. Folgen von Krisen (zum Beispiel Kontakte zu vertrauten Menschen wieder aufnehmen, Scham- und Schuldgefühle überwinden).

Ziel der eigenen Vorsorgebemühungen ist es, durch eine verbesserte Wahrnehmung sowie durch Einstellungs- und Verhaltensänderungen Krisen und ihre Folgen abzumildern bzw. sogar zu verhindern. Die Fragen in diesem Kapitel liefern Anregungen dazu. Sie sind als Hilfe zur Selbsthilfe gedacht, das heißt, sie sollen es Betroffenen ermöglichen, ohne die Unterstützung von professionellen Helfern ihre Einflussmöglichkeiten auf Krisen zu fördern. Professionelle Unterstützung ist in vielen Fällen sicherlich hilfreich, ist aber nicht Voraussetzung für eine Beschäftigung mit den Inhalten des Bogens. Diese können allein oder mit anderen durchdacht und auf die je eigene Lebenssituation übertragen werden.

Wer eigene Einflussmöglichkeiten erlebt, fühlt sich seinen Krisen nicht mehr so ausgeliefert, sondern hat mehr Gefühl von Kontrolle. Die Krankheit ist zwar weiterhin unberechenbar und oft geheimnisvoll, aber sie hat einiges von ihrer Macht und Kraft verloren. Diese Kraft wird dem Betroffenen zurückgegeben, der dadurch verstärktes Selbstbewusstsein gewinnt und aktiver mit seiner Krankheit und seinem ganzen Leben umgehen kann. Inzwischen ist auch wissenschaftlich belegt, dass Betroffene dann mit einem besseren Verlauf zu rechnen haben, wenn sie sich aktiv mit ihrer Krankheit auseinandersetzen. Die Beschäftigung mit den eigenen Einflussmöglichkeiten ersetzt in der Regel keine therapeutischen Maßnahmen, wie Psychotherapie oder ggf. Pharmakotherapie, vielmehr ergänzen sich Selbst- und Fremdhilfe wechselseitig.

Entwickelt wurde der Vorsorgebogen in der Teestube *KontakTee* in München, einem offenen Café für Menschen aus der Psychiatrie»szene«. Viele Gäste dieser Einrichtung haben sich im Laufe ihrer Krankheitszeit ihr eigenes Selbsthilfe- und Vorsorgerepertoire zusammengestellt. Diese Möglichkeiten wurden gesammelt, strukturiert und mit konkreten Fragen zur Anregung der eigenen Selbsthilfe ergänzt. Neben den Erfahrungen Betroffener sind in den Vorsorgebogen neue wissenschaftliche Erkenntnisse über Krisenprophylaxe und Bewältigungsstrategien eingeflossen. Beeinflusst wurde der Bogen auch von der Idee der Psychoseseminare.

Die Auseinandersetzung mit den eigenen Vorsorgemöglichkeiten richtet sich an Menschen, die bereits einmal oder mehrmals psychotische Krisen erlebt haben. Dabei meinen wir Personen mit schizophrenen Krisen ebenso wie jene mit manischen oder manisch-depressiven Psychosen sowie Betroffene mit schwereren Formen der Depression, die manchmal auch »endogene Depression« genannt wird.

Wer sich wirklich mit den Fragen und Anregungen in diesem Kapitel beschäftigt, der nimmt einige Mühe auf sich – aber er wird nach unserer Erfahrung auch dafür belohnt. Es ist nicht immer leicht, über eigene Krisen, über Frühwarnzeichen oder die eigenen Ursachen von Stress nachzudenken. Vor allem ist es nicht damit getan, die Fragen in diesem Kapitel auszufüllen und sich dann nicht mehr mit den Inhalten zu beschäftigen. Uns geht es in erster Linie um die Vermittlung einer bestimmten *Haltung* sich selbst und den eigenen psychotischen Krisen gegenüber. Erstrebenswert ist eine Einstellung, die einerseits geprägt ist von der Zuversicht, durch die eigenen Bemühungen weitere Krankheitsphasen verhindern zu können, andererseits die Krise sozusagen zu »erwarten«, indem man sich bereithält, zum Beispiel Frühwarnzeichen oder übermäßigen Stress zu erkennen und gemäß den überlegten Verhaltensweisen darauf zu reagieren.

Damit entsteht eine recht paradoxe Situation: Um eine Krise zu vermeiden, muss man die Möglichkeit einer neuerlichen Krise im Bewusstsein haben oder zumindest bereit sein, diese wieder ins Bewusstsein zu rücken. Das setzt voraus, dass man die psychotische Erkrankung als zum eigenen Leben zugehörig akzeptiert.

Ausgehend von unseren Erfahrungen mit dem Bogen, empfehlen wir, ihn gemeinsam mit anderen Menschen zu besprechen und zu bearbeiten. Ob dies nun professionelle Helfer, andere psychoseerfahrene Menschen oder Angehörige und Vertrauenspersonen sind, ist unserer Meinung nach zweitrangig. Wichtig ist, dass die Begleitpersonen zu den besprochenen Themen eine Beziehung haben. Einzelne Kapitel (etwa zu Frühwarnzeichen) lassen sich am besten in Gruppen besprechen. Diese Gruppen müssen keineswegs professionell geleitet sein. Wir denken hier an Selbsthilfegruppen oder Psychoseseminare, wo viele Inhalte des Vorsorgebogens bereits thematisiert werden.

Natürlich kann der Vorsorgebogen auch allein bearbeitet werden. In diesem Fall ist es besonders hilfreich, die Ausführungen zu den jeweiligen Themenbereichen aufmerksam zu lesen. Einige Selbsthilfemöglichkeiten können nur realisiert werden, wenn Vertrauenspersonen bzw. professionelle Helfer über die Wünsche und Erfahrungen der Betroffenen informiert werden (siehe »Über den Wahn-Sinn sprechen« und »Absprachen für die Krisenzeit«). Diese Gespräche können parallel zum Bearbeiten des Bogens oder nachträglich stattfinden.

Wir empfehlen, die eigenen Gedanken zu den Fragen schriftlich festzuhalten. Dadurch wird eine intensivere Auseinandersetzung mit den Themen angeregt; außerdem ist durch das schriftliche Vorliegen der Antworten ein Austausch und ein vertieftes Gespräch mit Angehörigen und Professionellen leichter möglich. Die Inhalte werden besser erinnert und sind später leichter zugänglich. Wer möchte, kann den Bogen in gewissen zeitlichen Abständen wieder durchgehen, um die Inhalte weiter zu vertiefen und seinen aktuellen Erfahrungen und Wünschen anzupassen.

Da die Erinnerung an Krisen und damit auch die Beschäftigung mit dem Vorsorgebogen anstrengend sein kann, sollten Betroffene überlegen, ob sie sich gegenwärtig stabil genug erleben, um sich mit diesem Thema zu beschäftigen. Gegebenenfalls kann es geraten sein, die Fragen zu einem späteren Zeitpunkt zu bearbeiten oder längere Pausen einzulegen.

Wir haben der Übersichtlichkeit halber die Darstellung des Vorsorgebogens in sechs Themenbereiche aufgeteilt. Drei beziehen sich vornehmlich auf die Möglichkeiten, Krisen zu vermeiden (»Was kann ich tun, damit ich mich wohlfühle?«, »Mit Belastungen angemessen umgehen«, »Krisen rechtzeitig erkennen«). Zwei haben vor allem das Ziel, negative Folgen zu reduzieren (»Absprachen für die Krisenzeit«, »Über den Wahn-Sinn sprechen«). Ein weiteres Thema beschäftigt sich mit der Zeit nach einer Krise (»Die Zeit danach«).

Alle Abschnitte haben einen relativ einheitlichen Aufbau, um sie möglichst übersichtlich zu gestalten. Nach einer ausführlichen Darstellung des jeweiligen Themas bieten wir Anregungen für die persönliche Vorsorge, die auch als Hilfestellung bei der Bearbeitung des Vorsorgebogens genutzt werden können.

Angehörige, Vertrauenspersonen und professionell Tätige können die Texte nutzen, um einen allgemeinen Überblick über Vorsorgemöglichkeiten Betroffener zu gewinnen. Im letzten Abschnitt (»Begleitung der Vorsorgearbeit«) wenden wir uns vor allem an jene, die Psychoseerfahrene bei der Bearbeitung des Vorsorgebogens begleiten. Dort berichten wir von unseren praktischen Erfahrungen in Einzel- und Gruppenkontakten.

Um die Inhalte möglichst anschaulich darzustellen, haben wir uns bemüht, viele Beispiele von Betroffenen sowie kurze Erfahrungsberichte einzubauen. Für die Offenheit und die Bereitschaft, an unserem Projekt mitzuarbeiten, möchten wir uns an dieser Stelle bei allen Beteiligten herzlich bedanken.

Wer von sich weiß, dass er wenig belastbar ist und schnell erkrankt, für den gewinnt die Frage, wie man sich gesund hält, eine besondere Bedeutung. Dieses Thema ist keineswegs psychiatrie- oder psychosespezifisch, sondern ist für alle Menschen relevant.

Zu Krankheiten und Krisen kann es kommen, wenn bestimmte belastende Faktoren (etwa eine schwierige Lebenssituation) vorhanden sind und gleichzeitig schützende, gesunderhaltende Faktoren fehlen (»protektive Faktoren«). So kommt es zu einer körperlichen Erkrankung – beispielsweise ein Schnupfen – in der Regel dann, wenn die Krankheitserreger in den Organismus gelangen und dieser sich nicht genügend dagegen wehren kann.

Wir sind ständig Krankheitserregern ausgesetzt, diese können aber erst Krankheiten verursachen, wenn unser Immunsystem geschwächt ist und der Körper damit nicht genug Schutz vor ihnen hat. Deshalb wird für den organischen Bereich viel vom körpereigenen Immunsystem gesprochen, das wir zu stärken versuchen, indem wir uns um eine ausgewogene Ernährung bemühen und auf vitaminreiche Nahrungsmittel achten. Nun ist dieses Immunsystem auch von vielen psychischen und sozialen Faktoren abhängig: Beispielsweise wissen wir heute, dass durch belastende Lebenssituationen (»kritische Lebensereignisse«) die körpereigene Immunabwehr negativ beeinflusst werden kann.

Ebenso wie Vitamine die körpereigenen Abwehrkräfte gegen Krankheitserreger stärken, gibt es auch Faktoren, die die »Abwehrkräfte« des Menschen gegen psychische Erkrankungen fördern und damit vor weiteren Krisen schützen. Ob es zu einer neuerlichen Krise kommt oder nicht, hängt auch davon ab, wie gut unser Schutz vor der Krise ist. In der Regel sind es Aktivitäten, die uns Spaß und Freude bereiten und nach denen wir uns in irgendeiner Hinsicht wohler fühlen, die unsere Abwehrkräfte gegen psychische Krisen stärken.

Heute sind es in erster Linie Psychopharmaka (Neuroleptika bei der Schizophrenie oder Lithiumsalze bei manisch-depresssiven Erkrankungen etc.), die einen solchen Schutz vor weiteren Krisen gewährleisten sollen und dies bei vielen Menschen offenbar auch tun. Leider wird häufig versäumt, neben den Medikamenten andere schützende Faktoren zu nutzen, die nicht nur auf der körperlichen Ebene ansetzen. So können Psychopharmaka neben den bekannten Nebenwirkungen zusätzliche negative Auswirkungen haben, indem sie nämlich den Betroffenen ein Gefühl von Sicherheit geben und sie glauben machen, sie selbst bräuchten nichts weiter zu ihrem Schutz zu tun, als täglich einige Pillen zu schlucken. Damit bleiben wertvolle eigene Einfluss- und Handlungsmöglichkeiten ungenutzt, Selbsthilfe wird behindert.

Dieses Thema gehört seltsamerweise zu den eher schwierigen der Vorsorgebemühungen. Unser Blick – und damit meinen wir ausdrücklich professionelle Helfer *und* Betroffene *und* Angehörige – ist allzu häufig auf die kranken Anteile eines Menschen gerichtet, auf das, was misslingt, was Schwierigkeiten macht, auf sogenannte »Symptome« oder Krankheitszeichen.

Wenn wir krank werden, ist es selbstverständlich, den Arzt aufzusuchen und gegebenenfalls Medikamente zu nehmen. Solange es uns aber gut geht, sind wir meist unachtsam unserem Befinden und unserem Körper gegenüber. Wir behandeln uns wie einen Gegenstand, den wir einfach »benutzen«, ohne ihn richtig wahrzunehmen. Erst wenn er »kaputt« ist, wenn er nicht mehr funktioniert, fällt er uns auf. Wohlbefinden ist selbstverständlich, Krankheit und Krise erst erwecken unsere Aufmerksamkeit. Vieles im Folgenden mag banal klingen, doch versäumen wir im Alltag oft so manches davon.

Ein ganzheitliches Gesundheitskonzept

Heute wird viel von einem ganzheitlichen Verständnis von Krankheit und Gesundheit gesprochen. Es lässt sich eben nicht eindeutig zwischen psychisch und körperlich verursachten Erkrankungen unterscheiden, Körper, Seele und Geist bilden eine sich wechselseitig beeinflussende Einheit. Dementsprechend kann die Behandlung einer sich im körperlichen Bereich zeigenden Erkrankung häufig auch durch psychologische Mittel beeinflusst werden, das nennt sich dann »psychosomatische Medizin«.

Wir versuchen hier, nicht vorrangig Krankheit und Krise im Blick zu haben, sondern Gesundheit und Wohlbefinden. Ähnlich wie von einem ganzheitlichen Krankheitskonzept sprechen wir deshalb auch von einem ganzheitlichen Verständnis von Gesundheit. Die Faktoren, die vor Erkrankungen schützen, können entsprechend aus sehr verschiedenen Bereichen stammen, das heißt, nicht nur psychische Faktoren können vor psychischen Krisen schützen. Jede einseitige Betrachtung (»Die Gene sind schuld!«, »Es liegt an frühkindlichen Erlebnissen!«) wird der Realität nicht gerecht.

Genauso wenig gibt es *den* gesunderhaltenden Faktor. Die Psychopharmaka sind keine Zaubermittel, und die eigenen Einflussmöglichkeiten, bestimmte Ernährungsformen oder alternative Therapiemethoden sind es ebenso nicht. Vielmehr greifen viele Einflüsse ineinander und bilden als Ganzes eine Art Schutzweste, die vor Stress, auslösenden Ereignissen und vielleicht auch vor biologischen Veränderungen schützen kann.

Zur Übersicht dieser vielen Einflüsse auf unser Wohlbefinden möchten wir eine kleine Unterteilung einführen, die sich an den Grundeigenschaften und Grundbedürfnissen des Menschen orientiert:

Das körperliche Wesen ▸ Viele Faktoren, die sich in erster Linie auf uns als Körper beziehen, können gesunderhaltend wirken. Hierzu zählen beispielsweise Bewegung, gesunde Ernährung und angenehmes sinnliches Erleben. Fragen, die sich hier stellen, sind etwa: Wie viel Bewegung brauche ich für mein Wohlbefinden? Welche Nahrungsmittel sind gut für mich?

Das soziale Wesen ▸ Wir haben Bedürfnisse nach Kontakten zu anderen Menschen, nach An- und Aussprache, nach Freundschaften. Hier können wir fragen, welche Menschen und sozialen Situationen uns guttun. In welchen Gruppen fühlen wir uns wohl, welche Form des Austausches und Kontaktes zu anderen Menschen stärkt uns? Wie viel sozialen Kontakt brauchen wir und wann wird es uns zu viel?

Das denkend-fühlende Wesen ▸ Vor allem unsere Gedanken haben einen großen Einfluss auf unsere Empfindungen und Handlungen. Wir können uns fragen: Welche Gedanken bewirken bei mir Wohlbefinden (etwa Gedanken an Gelungenes, an positive Ereignisse des Tages)? Welche negativen Gedanken kann ich stoppen (ständige Selbstabwertungen oder Selbstmitleid etc.)? Ebenso wird unser Handeln stark durch unsere Gefühle beeinflusst. Gefühle können wir uns nicht unmittelbar selbst »machen« (Versuchen Sie sich einmal vorzunehmen, sich jetzt sofort wohlzufühlen!), wir können sie aber teilweise durch unsere Gedanken und Handlungen beeinflussen. Wir können fragen: Welche Tätigkeiten bereiten mir ein positives Gefühl? Bei oder nach welchen Tätigkeiten fühle ich mich wohl?

Das sinnsuchende Wesen ▸ Wir Menschen brauchen das Gefühl, dass unser Leben und unsere Handlungen Sinn und Bedeutung haben, für etwas gut sind. Wir haben alle den Wunsch, gebraucht zu werden und einer sinnvollen Beschäftigung nachzugehen. Die meisten Menschen erfahren dies durch ihre Arbeit, etwa durch die Erziehung der Kinder, durch Hausarbeit, ehrenamtliche Arbeit oder eine bezahlte Berufstätigkeit. Wir können fragen: Wann habe ich das Gefühl, dass mein Leben einen Sinn hat? Was sind für mich sinnvolle Beschäftigungen?

Das spirituelle Wesen ▸ Nach unseren Erfahrungen setzen sich viele psychoseerfahrene Menschen mit spirituellen Fragen und Erlebnissen auseinander. Gerade in und nach Krisen sind wir mit den wirklich wichtigen Fragen unseres Lebens konfrontiert. Wir können fragen: Wodurch fühle ich mich mit einer höheren Ebene verbunden, die mir Kraft und Sinnerleben geben kann? Welche Bedürfnisse etwa nach Gesprächen über dieses Thema, nach Gottesdienstbesuchen usw. habe ich?

Allgemeine Ratschläge

Zahlreiche Autorinnen und Autoren psychiatrischer Fachliteratur haben sich mit der Frage beschäftigt, welche allgemeinen Ratschläge zur Lebensgestaltung psychoseerfahrenen Menschen gegeben werden können. Ursprünglich waren diese Ratschläge an professionell Tätige gerichtet, die mit psychosekranken Menschen arbeiten und sich unsicher sind, wie sie sich ihnen gegenüber verhalten bzw. wie sie den Alltag ihrer Patientinnen und Patienten beeinflussen sollen.

Alle Autoren sind sich bei folgenden Empfehlungen einig. Nötig sind:

- stabile und verlässliche Beziehungen – soziale Beziehungen sollten dauerhaft und zuverlässig sein;
- klare Tagesstruktur – der Tag sollte einen bestimmten überschaubaren Ablauf haben;
- ein angemessenes Maß an Anforderungen – es sollte Aufgaben im Leben geben, die den Menschen ausfüllen und angemessen herausfordern, ohne ihn zu überfordern.

Solche allgemeinen Empfehlungen sind nicht nur für den größten Teil psychoseerfahrener Menschen angeraten, sondern ebenso für die »gesunden«. Vielleicht sind sie aber für Menschen mit Psychoseerfahrung von noch größerer Bedeutung. Die oben aufgeführten Empfehlungen können als Anregungen dienen: Tut mir eine klare Tagesstruktur gut? Wie wichtig sind für mich dauerhafte und verlässliche Beziehungen? Welche Anforderungen tun mir gut, welche schaden mir? Was wäre/ist für mich eine Über- bzw. Unterforderung?

Eigene Wege zum Wohlbefinden

Welche Tätigkeiten und Ereignisse es sind, die unser Wohlbefinden stärken, kann nur jeder für sich selbst herausfinden. Einige Autoren haben versucht, Listen mit angenehmen Tätigkeiten zusammenzustellen. Das kann der kleine Abendspaziergang sein, der Gottesdienstbesuch, das Genießen des Alleinseins, aber auch Alltagsbeschäftigungen wie entspanntes Geschirrspülen.

Dass ein großer Karibikurlaub uns guttut und neue Kraft gibt, nimmt fast jeder für selbstverständlich, dass das Geschirrspülen und Bügeln eher eine Last sind, glauben auch die meisten. Dabei kann es genau umgekehrt sein: Der Karibikurlaub mit all den damit verbundenen Umstellungen und einem anstrengenden Sightseeing-Programm kann zu einer stressreichen Belastung werden, während das abendliche Bügeln entspannend und ausgleichend wirkt. Entscheidend ist, wie viel Zeit wir uns für bestimmte Dinge nehmen und ob wir sie als be- oder entlastend betrachten. Vieles wird dadurch schön, dass wir es bewusst tun. Dann nämlich sind wir sehr aufmerksam und nehmen intensiv wahr, beispielsweise den Geschmack eines Apfels, die Schönheit einer Landschaft oder die Vorfreude auf ein gutes Essen.

Vieles, was uns guttut, tun wir ganz gewohnheitsmäßig und intuitiv. So kann es für jemanden selbstverständlich sein, am Abend ein gutes Buch zu lesen oder täglich zu duschen. Manchmal gelingt diese Selbstverständlichkeit nicht mehr, beispielsweise dann, wenn wir nach einer Krise vollkommen aus dem Tritt geraten sind. Anderes macht uns plötzlich Mühe, wir müssen uns dazu überwinden: die täglichen Entspannungsübungen, das Fahrradfahren oder das morgendliche Aufstehen.

Wieder anderes würde uns guttun, wir erlauben es uns aber nicht, weil die Zeit zu knapp ist, uns anderes wichtiger erscheint oder uns der Mut fehlt, ungewöhnliche Dinge zu tun. Wenn die Zeit knapp ist, werden soziale Kontakte schnell vernachlässigt, ein ruhiger Abend in der Woche ist nicht mehr möglich, und anstatt mit dem Fahrrad zur Arbeit zu fahren, setzen wir uns ins Auto. Angestauten Ärger und Wut auszudrücken kann sehr befreiend und entlastend wirken, ist aber meistens nicht einfach.

Daneben gibt es auch Tätigkeiten, die uns guttun würden, wenn wir uns genügend Zeit für sie ließen und mit einer positiven Einstellung an sie herangingen. So kann das unliebsame Putzen der Wohnung zu einer äußeren (und vielleicht sogar inneren) »Reinigung« werden. Aus dem hastigen Fünf-Minuten-Frühstück, das nicht viel mehr als eine notwendige und eilig erledigte Nahrungsaufnahme ist, kann mit zehn Minuten mehr Zeit eine kraftgebende Einstimmung auf den Tag werden.

Für Menschen, die häufig nicht auf sich achten und/oder häufig krank werden, ist es empfehlenswert, bewusster mit dem eigenen Befinden umzugehen. Sie sollten häufiger innehalten und »absichtlich« bestimmte Dinge tun, die ihre »Abwehrkräfte« stärken.

Wir haben im Folgenden eine kleine Liste angenehmer Verhaltensweisen zusammengestellt. Sie soll in keiner Weise vollständig sein, sondern ermutigen, auch an kleine oder ungewöhnliche Dinge zu denken:

- laut lachen,
- einen Tag im Bett verbummeln und das genießen,
- etwas Ungewöhnliches tun, zum Beispiel einen Nachtspaziergang,
- Freunden einmal die Meinung sagen,
- sich erlauben, traurig zu sein,
- Fotos betrachten,
- sich selbst etwas schenken,
- sich überlegen, was am heutigen Tag alles geklappt hat,
- in eine Selbsthilfegruppe gehen,
- einen Gottesdienst besuchen,
- zu jemandem fahren, den man schon lange nicht mehr gesehen hat, aber gerne wiedersehen würde.

Mit Verhaltensweisen und Ereignissen verhält es sich nicht anders als mit Medikamenten, bei denen stets die Dosis darüber entscheidet, ob sie gesundheitsfördernd oder gesundheitsschädlich sind. Das Gammelwochenende ist nur zu genießen, wenn es sich abhebt von anderen aktiven Tagen, sonst wird es zur langweilenden Qual und treibt uns eher in die Krise, als dass es uns guttun würde. Das bedeutet, dass es nicht ausreicht, angenehme Tätigkeiten zu sammeln. Wir müssen auch ausprobieren, in welcher »Dosierung« und Kombination sie unterstützend wirken.

Keineswegs sind es immer entspannende Tätigkeiten und Ereignisse, die uns schützen, oder anspannende, die uns belasten. Positiv können stattdessen auch sehr anstrengende Tätigkeiten auf uns wirken oder sogar solche, in denen wir bis an den Rand unserer Belastbarkeit gehen. Auch sie gehören zu unserem Leben. Wenn wir sie nicht mehr hätten und stattdessen in ewiger Harmonie und ohne Schwierigkeiten und Herausforderungen leben, können wir erst recht krank werden. Stressforscher haben daher die Begriffe »Distress« und »Eustress« geprägt. Unter Distress fassen sie negativen, belastenden Stress, während Eustress solchen Stress meint, der positiv auf uns wirkt. Auch hier kann nur jeder für sich selbst (bzw. im entdeckenden Gespräch mit anderen) herausfinden, was für ihn ein solcher Eustress sein kann und auch, wo die Schwelle vom positiven zum negativen Stress liegt.

Wir haben einige Teilnehmerinnen unserer Gruppen gebeten, ihre Antworten auf die Frage »Wie kann ich mich gesund halten?« aufzuschreiben. Wir möchten vier Aussagen abdrucken, um zu zeigen, wie verschieden und vielfältig die Möglichkeiten und Bedürfnisse sind.

»Manchmal erlebe ich es, dass ich auf eine Freundin sauer bin, obwohl sie es sicher gut mit mir meint. Dann weiß ich: Es ist an der Zeit, wieder einige Körperübungen zu machen. Damit gelingt es mir, meine unguten Gefühle loszuwerden. Ich suche mir eine ruhige Stelle im Wald oder im Park, wo ich eine Zeitlang ungestört sein kann. Dann rede ich mit mir selbst wie mit einem Freund und versuche herauszufinden, was eigentlich mit mir los ist. Danach springe ich wild herum und gebe dabei auch ganz schreckliche Laute von mir (Brummen, Stöhnen). Das mache ich, bis ich spüre, dass es genug ist. Anschließend achte ich auf die Atmung. Leider habe ich oft Widerstände, solche Übungen zu machen.«

»Ich sehe zu, dass ich nicht zu lange allein, aber auch nicht zu lange mit Menschen zusammen bin.«

»Meine Zeit plane ich nach dem Biorhythmus. In Zeiten, in denen ich seelisch gut drauf bin, versuche ich, etwas knifflige Angelegenheiten in Angriff zu nehmen, zum Beispiel Behördengänge, Verhandlungen mit dem Vermieter usw. Wenn ich geistig in der guten Phase hin, lese ich Fachbücher oder lerne wieder Englisch. Bei guter körperlicher Verfassung putze ich die Wohnung oder gehe wandern.«

»Ich bin Frührentnerin und habe meinen Jugendtraum verwirklicht, als Malerin und Künstlerin zu leben. Anfangs war das schwierig, weil alle wollten, dass ich einer »anständigen« Arbeit nachgehe, aber ich habe im Laufe der Zeit so viel gemalt, dass ich allmählich einige Ausstellungen füllen konnte und ich Material und Platz fand, die Malerei intensiv weiterzuführen. Es meldeten sich einige Interessenten, sodass die Malerei, wie schon in meinem Jugendtraum, zum Lebensinhalt wurde. In meiner Wohnung stehen alle meine Bilder. Sie sind wie meine Kinder und sie sind mir Heimat und Zuflucht. Wenn ich wieder eine neue Ausstellung plane, habe ich auch wieder Stress und eine Aufgabe, etwas Sinnvolles zu tun und in meiner Entwicklung weiterzukommen und neue Kontakte herzustellen. Das gibt meinem Leben Sinn. Ohne Malen möchte ich nicht leben.«

Sinn stärkt uns

Vor allem der Begründer der Logotherapie, der Wiener Psychotherapeut Viktor E. Frankl, betont, wie wichtig es für uns Menschen ist, das Gefühl von Sinn für unser Leben und unsere Handlungen zu empfinden. Dann sind wir zu besonderen Anstrengungen fähig und vielfach auch vor Krisen geschützt.

Viele Betroffene geraten durch ihre Erkrankung in Arbeitslosigkeit oder in eine frühzeitige Berentung. Andere trennen sich von ihren Familien. Wieder andere erkranken, bevor sie eine eigene Familie gründen konnten. Für sie alle ist es wichtig, ihrem Leben durch alternative Inhalte einen Sinn zu geben. Arbeit und Familie, die für die meisten Menschen in unserer Gesellschaft sinnstiftend sind und Halt geben, können für sie diese Funktion nicht übernehmen.

Einige Logotherapeuten heben hervor, wie sehr wir an diese gängigen Lebensinhalte geradezu gefesselt sind. Deshalb ist es sowohl für Betroffene selbst als auch für professionell Tätige und Angehörige oft schwer, andere Lebensziele zu entdecken und zu akzeptieren. Manche Reha-Bemühungen werden vor allem deshalb angestrengt, weil professionelle Helfer der Erwerbstätigkeit eine hohe Bedeutung beimessen und schwer verstehen und akzeptieren können, dass manche Betroffene einen anderen

Lebensentwurf »suchen« und vielleicht gerade deshalb bei jeder Reha-Bemühung aufs Neue erkranken.

Wir kennen viele Betroffene, die auf der Suche nach neuen Inhalten den künstlerisch-kreativen Bereich für sich entdeckt haben. Für viele von ihnen stand am Anfang das Bedürfnis, ihr eigenes Erleben und Empfinden in Bildern, Gedichten oder anderen Texten auszudrücken. Sie entdeckten, dass es ihnen besser ging, wenn sie schrieben oder malten. Einige fanden so einen neuen Sinn für ihr Leben, einen Inhalt, mit dem sie sich identifizieren konnten und der ihren Fähigkeiten mehr entsprach als eine aufreibende Berufstätigkeit in unserer Konkurrenzgesellschaft. Wir möchten hier Mut machen, neue Lebens- und Sinnformen zu erkunden, wenn in dieser Hinsicht ein Mangel empfunden wird.

Anregungen (auch zur Klärung von Frage 1 des Vorsorgebogens):

1. Überlegen Sie möglichst genau, welche Ereignisse und Verhaltensweisen Ihnen guttun. Glauben Sie beispielsweise, dass Sie ein Urlaub stärkt, so überlegen Sie sich genau, wie dieser Urlaub aussehen sollte: Wie ließe er sich organisieren? Fahren Sie lieber allein oder mit anderen fort? Welche Freunde sind die geeigneten Urlaubsbegleiter? Wie viel Aktivitäten brauchen Sie in Ihrem Urlaub, wie viel Möglichkeit zur Entspannung?
2. Bedenken Sie, was Sie bisher schon tun und ob Sie sich zusätzlich noch Weiteres für die Zukunft vornehmen möchten. Lassen Sie Ihren Gedanken dabei freien Lauf, verwerfen Sie Ihre Ideen nicht zu früh, auch dann nicht, wenn sie Ihnen »verrückt« erscheinen!
3. Denken Sie auch darüber nach, warum Sie sich nicht so verhalten, wie es eigentlich gut für Sie wäre. Was sind Ihre Barrieren und wie

können Sie sie überwinden? Einige Tätigkeiten fallen leichter, wenn man sie nicht allein tut, zum Beispiel Sport treiben. Fast allen Menschen fällt es schwer, ihren »inneren Schweinehund« zu überwinden. Im Umgang damit hat jeder eigene Strategien entwickelt. Fruchtbar kann ein Austausch über diese Versuche zum Beispiel mit Bekannten oder in einer Selbsthilfegruppe sein.

4. Probieren Sie aus, was Ihnen guttut. Seien Sie dabei achtsam dafür, wie Sie sich fühlen und ob es Ihnen dabei besser oder schlechter geht.

Viele psychoseerfahrene Menschen beschreiben sich selbst als sensibler und empfindlicher als andere Menschen. Sie merken, wie sie den Belastungen des Lebens wenig entgegensetzen können und viele Schutz- und Rückzugsmöglichkeiten brauchen. Kleine Aufregungen und Spannungen können sie aus ihrer gewohnten Bahn werfen und nahe an eine Psychose bringen. Das verbreitetste Modell zur Entstehung von Psychosen trägt diesen Erfahrungen Rechnung. Es wird als Verletzlichkeits-Stress-Modell oder auch als Vulnerabilitäts-Stress-Modell bezeichnet und geht von einer – teilweise angeborenen – erhöhten Verletzlichkeit psychoseerfahrener Menschen aus. Sie sind sensibler gegenüber Stress und Herausforderungen als Nicht-Psychotiker, sind schneller an ihrer Belastungsgrenze und können – als letzten Ausweg – nur psychotisch darauf reagieren.

Sollten die Erfahrungen der Betroffenen und die wissenschaftlichen Erkenntnisse stimmen, so wäre eine Möglichkeit gefunden, wie Betroffene selbst Einfluss auf den Verlauf ihrer Krankheit nehmen können: Sie könnten lernen, Belastungen zu erkennen und angemessen darauf zu reagieren. Möglicherweise können sie stressreiche Situationen ganz vermeiden, vielleicht reicht es auch aus, mit ihnen anders als bisher umzugehen, um nicht psychotisch reagieren zu »müssen«.

Zunächst können sich Betroffene darüber klar werden, welche Situationen, Ereignisse, Gefühle sie wieder in Psychosenähe bringen. Dabei kennen viele von ihnen konkrete Situationen, die eine erneute Psychose auslösen, sogenannte auslösende Ereignisse. Ebenso wichtig ist es, dauerhafte Belastungen zu erkennen. Sie machen noch verletzlicher und führen dazu, dass es nur noch des berühmten letzten Tropfens bedarf, um das Fass zum Überlaufen zu bringen.

Außergewöhnliche Belastungen und auslösende Ereignisse

Viele Menschen reagieren auf außergewöhnliche Anforderungen mit körperlichen oder psychischen Symptomen. So werden Menschen, die plötzlich von Arbeitslosigkeit betroffen sind, niedergeschlagen und depressiv. Auch auf den Tod naher Angehöriger reagieren die meisten Menschen mit mehr oder weniger lang anhaltenden Krisen. Ähnliches gilt bei einer Ehescheidung oder der Mitteilung, eine schwere Krankheit zu haben. Solche Ereignisse sind für fast alle Menschen belastend, das heißt, es ist eher die Regel als die Ausnahme, mit einer Krise darauf zu reagieren.

Neben negativen Ereignissen wie Tod eines Angehörigen, ein schwerer Unfall, Verschuldung usw. können durchaus auch positive Begebenheiten außergewöhnliche Belastungen mit sich bringen. Typische Situationen sind die Geburt eines Kindes, Heirat oder ein Weihnachtsfest. Mehrere Betroffene, die wir nach besonders belastenden Situationen befragten, gaben selbst das Sichverlieben an.

Die wissenschaftliche Psychologie hat sich intensiv mit solchen Stresssituationen beschäftigt, die im Fachjargon »kritische Lebensereignisse« oder »Life-Events« genannt werden. Lange Zeit wurde die Ansicht vertreten, eine Häufung solcher kritischen Lebensereignisse würde fast zwangsläufig zu bestimmten Erkrankungen, beispielsweise einer psychischen Krise, führen. Wir alle kennen Aussprüche wie: »Da muss man ja verrückt werden!« Aber so ist es gerade nicht! Vielmehr geht jeder Mensch mit Überforderungssituationen anders um, jeder Mensch hat andere Bewältigungsstrategien, die mehr oder weniger effektiv und hilfreich sind.

Jeder von uns hat auch seine ganz persönlichen »wunden Punkte« und ist in bestimmten körperlichen oder psychischen Bereichen besonders empfindlich. Wer bereits mehrmals Probleme mit dem Magen oder Darm hatte, reagiert anlässlich einer sehr belastenden Situation möglicherweise wieder in diesem Bereich. Ebenso entwickeln psychoseerfahrene Menschen im Falle zu hoher Belastungen eher eine psychotische Krise als etwa Kopfschmerzen oder starke Ängste.

Therapeutisch Tätige berichten immer wieder von ihrem Eindruck, dass es Übergangs-, Ablösungs- und Trennungssituationen sind, in denen Psychosen ihren Anfang nehmen oder wieder auftreten: die Geburt eines Kindes, der Beginn einer Partnerschaft, die Ablösung vom Elternhaus, der Tod von Vater oder Mutter, Berentung, Arbeitsplatzverlust oder die Aufnahme einer neuen Tätigkeit. All diesen Situationen ist gemeinsam, dass sie uns aus der gewohnten Ordnung herausreißen und vor neue Aufgaben stellen, denen wir uns zum Teil nicht gewachsen fühlen.

Neben solchen Lebensereignissen gibt es auch ganz individuelle Ereignisse. Sie stehen in Beziehung zu unseren ganz persönlichen Erfahrungen und unserer individuellen Lebensgeschichte. So berichtet Regina Bellion als Psychoseerfahrene im ersten Teil dieses Buches, wie sie vor allem jene Situationen in Psychosenähe bringen, in denen sie sich abgelehnt und unerwünscht fühlt.

Dauerhaften Anforderungen sind wir häufig, wenn nicht gar tagtäglich ausgesetzt. Sie begegnen uns am Arbeitsplatz, in der Freizeit, in Familie, Freundeskreis und Partnerschaft. Sie sind bedeutend schwerer zu erkennen als kritische Lebensereignisse, die sich ja von Alltagserlebnissen deutlich abheben. Dauerhafter Stress hingegen gehört zum Alltag dazu. Auch persönliche Eigenarten, wie das Nicht-Nein-sagen-Können und fehlende Durchsetzungsfähigkeit, können dauerhaft beeinträchtigende Situationen mit sich bringen.

Jeder Mensch hat im Laufe der Zeit Wege gefunden, um mit diesen Belastungen zurechtzukommen. Diese sogenannten Bewältigungsstrategien sind uns häufig nicht bewusst, obwohl wir sie täglich anwenden. Die meisten dieser Selbsthilfeversuche sind sehr sinnvoll, doch manche bringen uns zwar kurzfristig eine Entlastung, fördern längerfristig aber weitere Krisen und sind damit letztlich schädigend. Ein typisches Beispiel ist es, übermäßig viel Alkohol zu trinken. Kurzfristig mag uns das entspannen, längerfristig treibt Alkohol aber gerade psychoseerfahrene Menschen oft in eine erneute Krise. Deshalb ist es wichtig, diese Strategien zu erkennen und zu prüfen, ob sie wirklich hilfreich sind.

In einer Untersuchung aus Mannheim (THURM-MUSSGAY u.a. 1991) gab die Mehrzahl der über 250 befragten schizophrenen Personen vor allem soziale Situationen als besonders belastend an. Allen voran stand das »Alleinsein«, das 24,1 Prozent der Befragten als stressreich erlebten, gefolgt von »Auseinandersetzungen/Konflikte« (14,2 Prozent) und »Bevormundung durch andere« (13,8 Prozent). Umstände, die nicht in erster

Linie etwas mit zwischenmenschlichem Kontakt zu tun haben, wie »unter Zeitdruck arbeiten«, wurden bedeutend seltener genannt (6,9 Prozent).

Auch ständig wiederkehrende, nicht konstruktive Gedanken können Krisen heraufbeschwören. Negative Gedanken oder heimliche irrationale Überzeugungen sind meist wenig bewusst und schwer zu entdecken, wirken jedoch umso stärker. Hier einige Beispiele: »Ich bin nichts wert, alle anderen sind leistungsfähiger als ich.« – »Es wird nie wieder besser werden.« – »Das schaffe ich niemals.« Einige dieser negativen Gedanken lassen sich durch ihre generellen Aussagen wie »alle anderen« oder »niemals« als falsch entlarven, denn Ausnahmen gibt es immer. Solche pauschalen Beurteilungen sind innere Abwertungsprozesse und nicht eine Beschreibung der Wirklichkeit.

Leider sind viele Folgen einer psychotischen Erkrankung neuerliche Belastungen, die abermals eine Krise heraufbeschwören können. So berichtet ein Betroffener, wie sehr er unter seiner durch die Medikamente hervorgerufenen Potenzschwäche leidet, an die er ständig denken muss und die bei ihm ein Gefühl von Minderwertigkeit und Ausgeschlossensein verursacht.

Kritische Haltung der Umgebung

Familie und Freunde sind für die meisten Psychoseerfahrenen eine wichtige Stütze bei der Bewältigung von Krisen oder dauerhaften Beeinträchtigungen. Sie können aber unter bestimmten Bedingungen auch zu einer Last werden.

Es gibt viele Untersuchungen, die sich mit der Frage beschäftigen, ob das Verhalten nahestehender Personen den Verlauf einer psychotischen Erkrankung beeinflusst. Und in der Tat ergaben diese Studien recht ähnliche Ergebnisse: Betroffene, die in ihren Familien vielen kritischen Kommentaren ausgesetzt waren, durchlebten häufiger psychotische Krisen als jene, die selten von ihren Angehörigen kritisiert wurden. Diese Untersuchungen werden als EE-Studien bezeichnet. »EE« steht für die englischen Wörter »expressed emotion«, was so viel wie »ausgedrückte Gefühle« bedeutet. Dieser Begriff ist unserer Ansicht nach verwirrend, weshalb wir lieber den von dem Psychologen Kurt Hahlweg vorgeschlagenen Begriff »kritische Haltung« benutzen möchten.

Was aber ist eine kritische Haltung? Angehörige begegnen ihren erkrankten Familienmitgliedern mit Ablehnung, Missbilligung oder gar Feindseligkeit. Sie kritisieren ihr Verhalten oder die ganze Person und tun dies entweder offen und direkt oder hintergründig, etwa durch einen kritischen Ton in der Stimme. Auch eine »emotionale Überinvolviertheit« kann krisenfördernd wirken. Darunter wird vor allem überfürsorgliches oder überängstliches Verhalten verstanden, beispielsweise Einmischungen in die ganz persönlichen Angelegenheiten des Betroffenen, die dieser auch selbstständig bewältigen könnte.

Wenn ein psychoseerfahrener Mensch von Familienmitgliedern häufig kritisiert wird, steigt sein statistisches Risiko einer erneuten Krise stark an. Dies gilt insbesondere dann, wenn er viel Zeit mit diesen Familienmitgliedern verbringt und nicht durch Medikamente »geschützt« ist.

Eine bekannte Studie aus England ergab, dass das Rückfallrisiko innerhalb von neun Monaten nach einer Klinikentlassung 92 Prozent betrug, wenn der Betroffene keine Medikamente nahm und mehr als 35 Stunden in der Woche »Gesichtskontakt« zu einem ihm gegenüber kritisch eingestellten Familienmitglied hatte. Bei weniger als 35 Stunden »Gesichtskontakt« betrug sein Rückfallrisiko in der gleichen Zeit nur noch 42 Prozent (VAUGHN/LEFF 1989). Diese Studien wurden in Familien mit einem schizophrenen Mitglied durchgeführt; es gibt jedoch Anhaltspunkte dafür, dass die Ergebnisse auch auf andere psychotische Erkrankungen übertragbar sind.

Es ist schwer, aus den Ergebnissen dieser Studien konkrete Schlüsse zu ziehen. Schuldzuweisungen an Angehörige oder Vertrauenspersonen sind jedenfalls in den allermeisten Fällen wenig hilfreich. Außerdem werden sie der Tatsache nicht gerecht, dass viele psychoseerfahrene Menschen ihre Angehörigen und Vertrauenspersonen als ganz wichtige Stützen erleben. Der Text von Eva von Sinnen im ersten Teil dieses Buches macht deutlich, welche positive wie auch negative Bedeutung Angehörige und Freunde haben können. Zudem beeinflussen sich Angehörige und Betroffene wechselseitig. Die »kritische Haltung« eines Vaters kann als Reaktion auf das »Sichhängenlassen« seines psychoseerfahrenen Sohnes verstanden werden. Umgekehrt lässt sich das Verhalten des Sohnes aber auch als Protest gegen das ständige Nörgeln des Vaters verstehen, dem der Sohn sowieso nicht genügen kann.

Betroffene können überlegen, ob sie der gerade beschriebenen kritischen Haltung ausgesetzt sind und wie sie darauf reagieren könnten. Wer bemerkt, dass er unter einer solchen Haltung leidet, kann mit professioneller Hilfe herausfinden, wie sich das Familienklima ändern ließe. In dem System Familie gibt es weder Opfer noch Täter, weshalb in der Regel die ganze Familie mitarbeiten muss, wenn sich der Umgang und die Kommunikation untereinander ändern sollen. Unter Umständen kann eine Familien- oder Paartherapie sinnvoll sein. In vielen psychiatrischen Einrichtungen gibt es inzwischen auch Angehörigengruppen, in denen die Angehörigen für sich herausfinden können, ob ihr Verhalten von einer kritischen Haltung geprägt ist und wie sie diese abbauen können.

Es gibt jedoch auch Betroffene, die unter den »Verwicklungen« in ihren Herkunftsfamilien dermaßen leiden, dass sie räumliche Distanz suchen und letztlich eine eigene Wohnung beziehen.

Belastungen erkennen

So absurd es klingt, wir Menschen wissen oft nicht so recht, was uns eigentlich überfordert und an unseren Kräften zehrt. Manchmal fühlen wir uns in der tatsächlichen Stresssituation gar nicht belastet. Unser Organismus ist nur darauf ausgerichtet, die Situation irgendwie zu bewältigen, und das Gefühl, gestresst zu sein, würde diesen Prozess eher stören. Deshalb spüren viele Menschen erst nach der Belastungssituation, wie sehr ihr körperliches und seelisches Wohlbefinden darunter leidet. Jeder hat schon einmal die Erfahrung gemacht, dass sich eine Grippe oder Erkältung gerade nicht in der anforderungsreichen Zeit, sondern erst danach einstellt.

Es gibt einige typische Anzeichen, an denen sich länger währende Anspannung erkennen lässt. Diese sind zum Beispiel:

- allgemeine Erschöpfung, Müdigkeit,
- Gereiztheit,
- Konzentrationsschwierigkeiten,
- Verlust der gewohnten Lebensfreude,
- dauerhaftes Gefühl, überfordert zu sein,
- nicht mehr »abschalten« können,

- Schlafstörungen, unruhiger Schlaf,
- Appetitlosigkeit.

Wer Anzeichen einer Überforderung bei sich feststellt, sollte sich überlegen, welchen Anforderungen er ausgesetzt ist oder war und wie er sie (zukünftig) reduzieren kann. Manchmal bemerken Vertrauenspersonen eher als man selbst, dass einem gerade alles zu viel ist. Sie können den Betroffenen darauf ansprechen und vielleicht sogar Vorschläge äußern, wie sich der momentane Stress abbauen ließe. Dazu müssen beide aber eine klare Absprache treffen, damit die Vertrauensperson weiß, welche Wünsche und Erwartungen der Betroffene an sie richtet.

Im folgenden Kapitel gehen wir ausführlich auf diese Absprachemöglichkeiten bei Frühwarnzeichen ein.

Stresssituationen vermeiden

Das Eintreten belastender Lebensereignisse können wir kaum beeinflussen, jedoch können wir viele dauerhafte Belastungen sehr wohl vermeiden, indem wir unsere äußeren Umstände oder unser eigenes Verhalten verändern. Situationen, die für Betroffene riskant werden können, weil sie schon einmal Auslöser einer psychotischen Krise und damit vielleicht sogar eines Klinikaufenthaltes waren, sollten vermieden werden. Dafür muss man manchmal einen nicht geringen Preis zahlen. So musste ein junger Mann seinen Arbeitsplatz aufgeben, weil er dort häufig allein arbeiten musste und dadurch immer wieder in seine psychotische Wahnwelt geriet.

Es kann aber nicht darum gehen, sämtliche belastenden Situationen zu vermeiden. Wer ihnen ständig aus dem Weg geht, verliert seine Fähigkeit, mit dem Alltag zurechtzukommen, ähnlich einem Menschen, der sich nicht mehr bewegt und so seine Muskelkraft verliert. Es geht vielmehr darum, realistisch einzuschätzen, welchen Situationen man nicht mehr gewachsen ist und welche eine notwendige Anforderung darstellen. Möglicherweise schafft man es nicht mehr, vierzig Stunden pro Woche zu arbeiten, ist den Menschenmassen in einem Kaufhaus nicht mehr gewachsen oder verträgt ein Wochenende bei den Eltern nur schwer. Stattdessen sollte man vielleicht nur dreißig Stunden arbeiten, längere Aufenthalte in Menschenmassen vermeiden und die Eltern nur für einen Tag besuchen.

Häufig schaffen wir uns unsere Stresssituationen selbst. So erzählt ein Betroffener, dass er gerne anderen Menschen hilft. Beispielsweise verspricht er jemandem, dieser könne nach einem Klinikaufenthalt bei ihm wohnen. Er ist jedoch dem Zusammenleben auf engem Raum nicht gewachsen und hat sich so bereits mehrfach in sehr kritische Situationen gebracht. Obwohl er dies inzwischen erkannt hat, schwankt er immer wieder, wenn er jemandem durch eine vorübergehende Wohnmöglichkeit helfen könnte.

Das Erkennen solcher riskanter Situationen ist die Voraussetzung, um sie vermeiden zu können oder anders mit ihnen umzugehen. Das ist aber leichter gesagt als getan. Jeder kennt Situationen, in die man sich wie in einem Wiederholungszwang trotz besseren Wissens immer wieder hineinbringt.

Das Gleichgewicht bewahren

Medikamente bieten vielen Betroffenen in Zeiten hoher Anforderungen eine Möglichkeit, ihr Gleichgewicht zu bewahren. Psychoseerfahrene Menschen, die keine Medikamente nehmen, reagieren in der Regel sensibler auf belastende Ereignisse und erleiden eher eine erneute Krise. Die beabsichtigte »Schutzwesten-Wirkung« der Psychopharmaka hindert Betroffene aber auch daran, positive wie negative Erlebnisse intensiv wahrzunehmen. So erzählt eine Betroffene, dass sie beim Tod ihrer Mutter wegen der Neuroleptika nicht weinen konnte, obwohl sie eine sehr innige Beziehung zu ihr hatte und ihren Tod zutiefst bedauerte. Sie konnte den Verlust lediglich gedanklich erleben, das dazugehörige Gefühl wollte sich bei ihr nicht einstellen. Erst nach Absetzen der Psychopharmaka konnte sie den Tod ihrer Mutter betrauern und sich innerlich von ihr lösen.

Einige Betroffene versuchen deshalb, möglichst ohne oder mit wenig Medikamenten zu leben, und sind bereit, das damit verbundene erhöhte Krisenrisiko zu tragen. Bei kritischen Lebensereignissen oder in länger währenden Belastungssituationen kann es dann notwendig sein, über eine (erhöhte) Medikation nachzudenken. Psychoseerfahrene Menschen, die gerade in Stresssituationen ihre Medikamente reduzieren oder absetzen, können leicht in eine psychotische Krise geraten. In Zeiten solcher Anforderungen fühlen sie sich zum Teil ausgesprochen gesund, spüren dann die Belastung noch nicht und empfinden die unerwünschten Wirkungen der Medikamente als besonders beeinträchtigend und hemmend. Häufig werden die Medikamente dann zu schnell abgesetzt.

Es gibt zahlreiche weitere Möglichkeiten, wie Betroffene in Krisensituationen ihr Gleichgewicht bewahren können. Folgende Möglichkeiten werden von vielen psychoseerfahrenen Menschen als hilfreich erlebt:

- Sich nicht isolieren, sondern mit anderen über die Belastungen sprechen. Im Gespräch mit vertrauten Personen oder professionellen Helfern nach Auswegen suchen. Um Hilfe bitten.

- In der belastenden Situation den Stress reduzieren, beispielsweise durch eine vorübergehend verkürzte Arbeitszeit.
- Für Entspannung sorgen, beispielsweise durch Entspannungsverfahren oder durch Aktivitäten, die guttun, wie ein Bad nehmen, spazieren gehen usw. Stress an anderen Stellen reduzieren, zum Beispiel keine zusätzliche Hektik im Freizeitbereich.
- Konflikte nicht vermeiden, sondern ansprechen. Sich dafür eventuell Unterstützung von außen holen, zum Beispiel jemand »Neutralen« hinzubitten.
- Das richtige Mittelmaß zwischen Kontakt und Rückzug, zwischen Arbeit und Ruhephasen wieder herstellen. Viele Betroffene berichten, dass ihnen Extreme eher schaden.

Anregungen (auch zur Klärung der Fragen 2–8 des Vorsorgebogens):

1. Welchen kurzzeitigen und welchen dauerhaften Belastungen sind Sie ausgesetzt? Um diese zu erkennen, sollten Sie verschiedene Bereiche nacheinander betrachten. Vor allem in den emotional wichtigen Bereichen Familie, Freundschaften und Arbeitsplatz ergeben sich häufig Belastungen. Beachten Sie aber auch andere Bereiche wie die Wohngemeinschaft, den Kontakt zum Arzt bzw. Psychotherapeuten oder Situationen in der Öffentlichkeit.
2. Gab es bisher bestimmte auslösende Situationen, die Krisen herbeigeführt haben? Wann und wie haben Krisen begonnen und was ging dieser Zeit voraus? Welche Gemeinsamkeiten hatten die auslösenden Ereignisse?
3. Stresssituationen lassen sich leichter vermeiden, wenn man genau weiß, wie sie entstehen. Wie bringe ich mich gewöhnlich in diese

Situationen, was sollte ich nicht mehr tun, durch welches Verhalten kann ich beim nächsten Mal eine andere Ausgangssituation herbeiführen?

4. Es ist hilfreich, von ganz konkreten Situationen auszugehen, wenn man überlegt, wie sich in belastenden Situationen das innere Gleichgewicht bewahren lässt. Welche Situationen waren in letzter Zeit überfordernd? Durch welches Verhalten ließe sich in der konkreten Situation die Belastung reduzieren? Wie will ich mich beim nächsten Mal in einer solchen Situation verhalten?

5. Welche Verhaltensweisen haben an der Belastungssituation nichts geändert oder diese langfristig sogar verschärft? Einige Ablenkungsstrategien – wie Alkohol oder anderer Drogenkonsum, ausgiebiges Fernsehen, exzessiver Sport oder Abbruch der sozialen Kontakte – ändern meist wenig an der belastenden Situation, sondern dienen vor allem der Ablenkung. Wer schädigende Verhaltensweisen erkennt, kann sich in Zukunft leichter anders verhalten.

Krisen kündigen sich an

Etwa zwei Drittel aller Betroffenen berichten nach einer psychotischen Phase, dass sie schon vor der eigentlichen Krise Veränderungen in ihrem Erleben, in ihrem Verhalten oder in ihrem Befinden bemerkt haben. Ähnlich wie sich ein Unwetter oder eine Grippe ankündigt, so kommt auch eine psychotische Krise selten »aus heiterem Himmel«. Vielmehr beginnen viele Krisen langsam.

Die ersten Veränderungen sind meistens sehr allgemein und deuten nicht schon zwangsläufig auf eine neuerliche Krankheitsphase hin: schlechter Schlaf, weniger Appetit, weniger Freude an den Ereignissen des Tages, das Bedürfnis, für sich allein zu sein, und viele andere mehr. Es sind Veränderungen, die die meisten Menschen zwar bemerken, denen sie aber keine besondere Bedeutung beimessen, weil sie einfach zu unserem Leben gehören und gewöhnlich nichts mit einer Krankheit zu tun haben. Wir sind nicht immer gleich gestimmt, sind nicht jeden Tag »gut drauf«, jeder Mensch kennt Zeiten kleinerer Krisen, die deshalb aber noch lange nicht psychotisch sind.

Während ein Teil der Betroffenen zunächst solche unspezifischen Veränderungen bemerkt, haben andere ganz plötzlich psychotische Gedanken wie Verfolgungsideen oder Stimmenhören. Wieder andere Psychoseerfahrene bemerken ganz spezifische Wahrnehmungs- und Verhaltensänderungen, die sie in stärkerem Ausmaß auch in ihrer vorherigen Psychose erlebt haben. Eine Betroffene berichtet beispielsweise, wie sie wieder das Gefühl bekam, ihre Arbeitskollegen hätten sich gegen sie verschworen und würden über sie reden. Ebenso wie wir Menschen unterschiedlich sind, so sind es auch die Krisen und erst recht die Anzeichen, die eine Krise ankündigen.

Frühwarnzeichen

Für einen Menschen, der schon einmal psychotische Erlebnisse hatte, können Abweichungen vom gewöhnlichen Empfinden Warnsignale sein, die möglicherweise eine neue Krise ankündigen. Dies gilt insbesondere, wenn sich mehrere solcher Veränderungen bemerkbar machen oder diese eine besondere Intensität bekommen. Wir nennen diese und andere Veränderungen vor einer Krise »Frühwarnzeichen«. Die klassische Psychiatrie spricht von sogenannten Prodromalsymptomen, es werden auch Begriffe wie Frühsymptome, Frühwarnsymptome, Vorbotensymptome oder Rückfallanzeichen verwendet.

Wir benutzen hier bewusst den Begriff der Frühwarnzeichen und möchten damit betonen, dass es sich noch nicht um Symptome einer Erkrankung handelt. Außerdem möchten wir auf den Begriff des Rückfalls verzichten, da er die Krise als etwas Negatives bewertet und in der Regel bei Straftaten oder süchtigem Verhalten verwendet wird.

Frühwarnzeichen sind Veränderungen, die früh auf eine sich eventuell anbahnende Zuspitzung aufmerksam machen. Damit können sie sogar sinnvoll sein, während Symptome unerwünscht sind und möglichst rasch behandelt werden sollten.

Nicht jede Krise wird durch frühzeitige Veränderungen angekündigt. Wenn aber Frühwarnzeichen über einen längeren Zeitraum auftreten, ohne dass darauf reagiert wird, kommt es mit hoher Wahrscheinlichkeit zu einer Krise. Dies ist der wichtigste Punkt für die Vorsorgearbeit: Frühwarnzeichen sollten sehr ernst genommen werden, weil häufig eine Krise folgt. Wer sie bei sich bemerkt, sollte sie nicht ignorieren, sondern achtsam für weitere Veränderungen und eine sich eventuell anbahnende Krise sein.

Dabei ist ein Frühwarnzeichen für sich genommen noch kein Grund zur Besorgnis; erst das Zusammentreffen mehrerer Anzeichen kündigt in der Regel eine Krise an, wenn sie längere Zeit anhalten. Wer auf eine gelbe Ampel zufährt, sollte bremsen. Wer bei einer roten Ampel nicht anhält, ist lebensmüde. Frühwarnzeichen sind eine solche auf Gelb oder Rot geschaltete Ampel. Die Beschäftigung mit den eigenen Frühwarnzeichen hat zum Ziel, die Zeichen dieser Frühwarnampel lesen zu lernen und sich rechtzeitig sinnvolle Reaktionsweisen zu überlegen.

Einige Betroffene leben mehr oder weniger durchgehend mit ihren psychotischen Symptomen, hören beispielsweise dauerhaft Stimmen oder sind von bestimmten, nicht zutreffenden Gedanken überzeugt. Auf sie ist der Begriff »Krise« als abgrenzbarer Zeitraum nicht anwendbar. Trotzdem bemerken auch diese Menschen häufig Unterschiede in ihrem Erleben und Verhalten, die dann nicht auf eine Krise, sondern auf eine mögliche Verschlechterung des eigenen Befindens hindeuten. Auch in diesem Fall kann es sehr sinnvoll sein, solche Anzeichen zu erkennen und Strategien zu entwerfen, wie eine Verschlechterung vermieden werden kann.

Einige Frühwarnzeichen werden von sehr vielen Betroffenen berichtet. So geben beispielsweise etwa 80 Prozent aller Psychoseerfahrenen an, vor ihrer Krise Schlafstörungen gehabt zu haben. Häufig genannt werden auch:

- innere und äußere Unruhe,
- Schwierigkeiten, sich zu konzentrieren,
- ein Gefühl von Angespanntsein und Nervosität,
- depressives Erleben, Unlust, fehlende Motivation,
- Verlust des gewohnten Interesses zum Beispiel an Personen, Dingen und Aktivitäten.

Es gibt auch sehr individuelle Veränderungen, die nur wenige Menschen kennen. So berichtet eine Betroffene, dass das einzige für sie verlässliche Frühwarnzeichen ihre veränderten Träume seien. Für andere Menschen können es spezifische Themen ihrer Lebensgeschichte sein, über die sie plötzlich vermehrt nachdenken. Wieder andere bemerken ungewöhnliche Verhaltensweisen an sich, zum Beispiel erzählt eine Betroffene, dass sie am Morgen den Wecker nicht mehr hört und ihre halbvolle Kaffeetasse nicht wiederfindet. Häufig ändert sich die Wahrnehmung von Farben oder Gerüchen, die oft intensiver erlebt werden.

Einige psychoseerfahrene Menschen machen die Beobachtung, dass bei ihnen Krisen immer oder häufig nach einem ganz typischen Muster ablaufen. So erzählt eine Frau: »Meine Krisen entstehen immer am Arbeitsplatz. Irgendwann bin ich dem Stress dort nicht mehr gewachsen. Ich kann mich nicht mehr richtig entspannen, bin am Wochenende nur noch erschöpft. Ich bin nicht mehr offen für andere Dinge, habe keine rechte Lust mehr, etwas zu unternehmen, auch die Lust am Sex lässt nach. Das sind für mich eindeutige Zeichen, dass ich vorsichtig sein muss. Genau so bin ich bereits dreimal in eine Krise gegangen.«

Andere Betroffene berichten hingegen, wie jede Krise ihren eigenen Charakter hatte und einen eigenen Weg nahm. Entsprechend waren auch die Frühwarnzeichen immer andere. »Die Psychose ist findiger als ich, sie überlistet mich«, so versuchte ein Teilnehmer einer Gruppe einmal auszudrücken, wie er sich seiner Psychose gegenüber fühlt, die ihn immer überraschte und unvorbereitet traf. Zwar kennt er inzwischen einige Frühwarnzeichen bei sich, aber er befürchtet, dass es beim nächsten Mal wieder andere sein könnten.

Innere Barrieren

Es gibt innere Barrieren, die die Wahrnehmung von Frühwarnzeichen behindern. Einige haben wir zusammengetragen. Wer sich selbst mit seinen eigenen Anzeichen für eine eventuelle Krise beschäftigen möchte, sollte zuvor klären, wie »offen« er für die Beschäftigung mit diesem Thema ist. Jede Barriere kann zu einer Mauer werden, durch die man nur schwer hindurchschauen kann.

- Wer Psychosen als Krankheiten betrachtet, die ohne erkennbare äußere Einflüsse entstehen, also von innen kommen, und von außen, durch Medikamente, behandelt werden müssen, der wird selbst eher in Passivität verharren. Er hat wenig Grund, Veränderungen zu bemerken, weil er kaum die Hoffnung haben wird, durch seine Bemühungen diesen vermeintlich »endogenen Prozess« aufhalten zu können.
- Manchmal ist eine Krise nicht ausschließlich beängstigend, sondern wirkt auch entlastend. Mit ihr kann man sich etwa aus

schwierigen Situationen »retten« oder vor bestimmten Anforderungen schützen. Wer eine Krise in dieser Form »braucht«, wird Veränderungen nicht als Warnung begreifen, denn er »erhofft« und »sucht« ja eher die Psychose. Dies gilt etwa für jene psychoseerfahrenen Menschen, die ihre Krisen sehr positiv erleben und in ihrer krisenfreien Zeit einen Mangel empfinden.

- Vielen psychoseerfahrenen Personen fällt die Erinnerung an die Zeit vor ihren Krisen schwer. Gerade unspezifische Veränderungen wie ein höherer Kaffeekonsum oder Schwierigkeiten beim Autofahren entfallen dem Gedächtnis leicht. Dies gilt vor allem für jene Menschen, die mehrere Jahre oder sogar ganze Jahrzehnte ohne Krisen gelebt haben.
- Angst vor weiteren Krisen kann blind machen für Veränderungen, die auf eine Krise hindeuten. Nach dem Motto »Was ich nicht sehe, existiert nicht« versucht man, die Anzeichen nicht wahrzunehmen. Dies kann sich unbewusst vollziehen oder eine aktive Entscheidung gegen die Beschäftigung mit dem Thema sein.
- Die meisten Menschen achten zu wenig auf ihr persönliches Wohlergehen. Meistens gibt es »wichtigere« Ziele im Leben. Beruflicher Erfolg oder der Wunsch, vor den Mitmenschen als jemand dazustehen, der mit dem Leben gut zurechtkommt, zählt für uns mehr als das Gefühl: »Mir geht es gut, ich fühle mich wohl.« Entsprechend schwer ist es dann, Anzeichen für eine mögliche Krise anzuerkennen und darauf zu reagieren, beispielsweise indem man sich schont oder andere Menschen um Hilfe bittet.

Wenn wir betroffenen Menschen zum ersten Mal davon erzählen, dass sie möglicherweise Krisen frühzeitig erkennen können, stoßen wir manchmal auf Unverständnis. Einige Betroffene haben bisher solche Anzeichen nicht wahrgenommen und können sich nur noch schlecht an die Zeit vor ihrer Krise erinnern. Wenn sie dann aber beispielhaft Veränderungen anderer Betroffener hören, erkennen sie eigene Anzeichen wieder.

Zwei Gesichtspunkte haben sich bei der Vorsorgearbeit als besonders wichtig herausgestellt:

Frühwarnzeichen sind individuell ▸ Es gibt neben den typischen Anzeichen, die von vielen Betroffenen berichtet werden, auch ganz persönliche, die nur wenige Menschen kennen. Es braucht Zeit, solche ganz eigenen Anzeichen zu entdecken. Einige psychoseerfahrene Personen berichten, dass sie Jahre gebraucht haben, bevor sie diese Anzeichen bei sich bemerkt haben und richtig deuten konnten. Ganz individuell ist auch die zeitliche Abfolge der verschiedenen Anzeichen.

Frühwarnzeichen treten eben früh auf ▸ Gerade wer sich erstmals mit den Anzeichen beschäftigt, verwechselt sie schnell mit Symptomen wie wahnhaften Gedanken oder Stimmenhören. Obwohl der Übergang zwischen Frühwarnzeichen und Symptomen fließend ist, treten Letztere erst in der Krise auf. Je früher Anzeichen bemerkt werden, desto eher kann eine Krise abgefangen werden. Gerade dann können Betroffene noch eigene Einflussmöglichkeiten nutzen und sind nicht so sehr auf Medikamente angewiesen. Wir unterscheiden deshalb zwischen ganz frühen, frühen und späten Anzeichen. Die ganz frühen Anzeichen sind in der Regel unspezifisch, sodass man sehr vorsichtig damit sein sollte, sie als Frühwarnzeichen zu dramatisieren. Je näher die Veränderungen an der eigentlichen Psychose liegen, umso typischer sind sie und um so leichter sind sie als Vorboten zu erkennen.

Wer sich mit dem Nutzen von Frühwarnzeichen beschäftigen möchte, der sollte sich genügend Zeit lassen. Nach unseren Erfahrungen hat es wenig Sinn, in ein paar Minuten einige Anzeichen zusammenzustellen. Zumeist finden sich dann vor allem die späten Frühwarnzeichen, die unmittelbar vor der Krise auftreten. Damit sind die Möglichkeiten der Krisenvorbeugung durch das frühzeitige Wahrnehmen von Krisenzeichen aber längst noch nicht ausgeschöpft. Wenn man mit viel Ruhe versucht, die Zeiten vor den Krankheitsphasen noch einmal Revue passieren zu lassen, tauchen viele kleine Veränderungen auf, die nachträglich in Zusammenhang mit der aufkommenden Psychose gebracht werden können.

Es kann schwierig sein, sich an die Empfindungen vor den Krisen genau zu erinnern. Die psychotischen Erlebnisse können so intensiv und ungewöhnlich gewesen sein, dass sie alle anderen Erinnerungen überlagern, gerade wenn die Krise bereits Monate oder Jahre zurückliegt.

Angemessen reagieren

Frühwarnzeichen zu erkennen und nach Möglichkeit in eine zeitliche Reihenfolge zu bringen ist der erste Schritt, um sie zur Krisenvorbeugung zu nutzen. Anschließend kann man überlegen, auf welche Anzeichen wie reagiert werden könnte. Wer eine kommende Erkältung spürt, wird sich zunächst vor Luftzug und Unterkühlung schützen. Hat er das Gefühl, die Erkältung verstärkt sich, so wird er vielleicht heiße Bäder nehmen oder auf das Hausrezept der Großmutter vertrauen.

Mit psychotischen Krisen verhält es sich nicht anders. Auf die ersten Anzeichen sollte man anders reagieren als auf spätere Veränderungen. Da die ersten Veränderungen sehr unspezifisch sind, können sie neben Frühwarnzeichen einer psychotischen Krise auch Ausdruck gewöhnlicher Stimmungsschwankungen sein. Deshalb ist es nicht bei jeder Stimmungsschwankung ratsam und notwendig, sich Sorgen zu machen und den Arzt aufzusuchen. Übertrieben hohe Wachsamkeit für das Aufkommen einer erneuten Krise bewirkt, dass kleinste Veränderungen im Befinden und Erleben als Vorboten der Krankheit verstanden werden. Dies hat ständige Angst und Verunsicherung zur Folge und kann die Krankheit wie eine sich selbst erfüllende Prophezeiung geradezu heraufbeschwören. Zeigen sich mehrere oder zeitlich länger anhaltende Veränderungen, so ist jedoch Vorsicht angebracht.

Es gibt eine ganze Reihe von Verhaltensweisen, die vor einer Krise schützen können. Betroffene haben immer die Möglichkeit, Belastungen zu reduzieren, beispielsweise eine krankmachende Umgebung zu meiden, langsamer zu arbeiten oder nicht mehr so oft allein zu sein. Daneben gibt es Möglichkeiten, die eigenen »Abwehrkräfte« gegen psychische Belastungen zu stärken, beispielweise durch Entspannungsübungen, Sport, gesunde Ernährung usw. Besonders wichtig sind hier stabile Kontakte zu vertrauten Personen sowie Medikamente, die gegebenenfalls erhöht werden können.

Auf die ersten Veränderungen kann man verschieden reagieren.

- Suchen Sie Ihren behandelnden Arzt auf, wenn Sie besorgt sind oder das Gefühl haben, einen stärkeren medikamentösen Schutz zu benötigen. Falls Sie eine Bedarfsmedikation haben, überlegen Sie, ob Sie diese nehmen wollen.
- Seien Sie achtsam für weitere Veränderungen. Nur so lässt sich abschätzen, ob die beobachteten Veränderungen Vorboten einer neuen Krise sind oder nicht.

- Es kann hilfreich sein, vertraute Menschen zu fragen, ob sie ebenfalls Veränderungen bemerkt haben. So lässt sich unnötige Verunsicherung vermeiden.
- Überlegen Sie, ob Ihre momentane Lebenslage Anlass für eine Krise geben könnte. Hat Ihre gegenwärtige Situation Ähnlichkeit mit Situationen, die schon einmal zu einer Krise geführt haben?
- Überlegen Sie, wie Sie sich selbst schützen können und welche Möglichkeiten Sie haben, um Ihre »Abwehrkräfte« gegen Krisen zu stärken. Gibt es Belastungen oder Überforderungssituationen, die vermieden werden könnten?
- Machen Sie sich keine unnötigen Sorgen. Frühwarnzeichen müssen nicht zu einer Krise führen. Wer ruhig bleibt, hat eine gute Chance, eine drohende Krise abzufangen.

Eine wichtige Frage ist, bei welchen Veränderungen man einen Arzt oder andere professionell Helfende aufsuchen sollte. Allgemeingültige Hinweise lassen sich dazu nicht geben. In einem persönlichen Gespräch mit dem behandelnden Arzt kann entschieden werden, bei welchen Anzeichen sich Psychoseerfahrene auf jeden Fall mit dem Arzt in Verbindung setzen sollten. Es ist immer eine Gratwanderung, zu entscheiden, wann Selbsthilfe nicht mehr ausreicht und professionelle Unterstützung notwendig wird. Dabei geht es nicht darum, Selbsthilfe durch Fremdhilfe zu ersetzen, sondern um eine gegenseitige Ergänzung. Selbst wenn ein Arzt hinzugezogen wird, haben Betroffene weiterhin viele Möglichkeiten, sich selbst zu helfen.

Viele Ärztinnen und Ärzte sind heute bereit, die Medikation teilweise in den Verantwortungsbereich der Betroffenen zu legen und mit diesen gemeinsam die Medikation zu planen. Besonders selbsthilfeorientiert ist die sogenannte Bedarfsmedikation, die vom Betroffenen nur im Bedarfsfall eingenommen wird und meistens eine Ergänzung zur normalen Medikation darstellt. Mit dem Arzt wird vorher abgesprochen, welchen Spielraum der Betroffene dabei in der Dosierung hat. Wer bereits mehrere Krisen durchlebt hat, kann manchmal besser als der Arzt beurteilen, welches Medikament in welcher Dosierung für ihn hilfreich ist. Wer eine Bedarfsmedikation wünscht, sollte mit dem Arzt bzw. der Ärztin besprechen, ob es auch für ihn diese Möglichkeit gibt, und sie einfordern. Im Einzelfall kann es Gründe gegen eine Bedarfsmedikation geben, aber in der Regel ist dies eine sinnvolle Möglichkeit auf dem Weg zu einem partnerschaftlicheren Umgang zwischen Ärzten und Patienten.

In der Fachliteratur wird diskutiert, ob nicht vermehrt auf eine Dauermedikation verzichtet werden kann, wenn die Betroffenen selbst in der Lage sind, eigene Frühwarnzeichen zu erkennen und angemessen darauf zu reagieren. Sie könnten dann lediglich in und nach einer Krisenzeit Medikamente nehmen, diese anschließend »ausschleichen« und erst wieder bei Anzeichen für eine erneute Krise oder in belastenden Situationen einsetzen. Psychiater benutzen für dieses Behandlungsverfahren den Begriff »Intervallbehandlung«.

Im Gespräch mit dem Arzt muss abgeklärt werden, für wen eine solche Behandlung infrage kommt. Im Interesse der Betroffenen erwarten die Ärzte in der Regel die Fähigkeit, Frühwarnzeichen zu erkennen, da ansonsten die Medikamente nicht wieder rechtzeitig eingesetzt werden können. Außerdem wird die Einwilligung zur angeordneten Medikation (»Compliance«) sowie ein ausreichendes Bewusstsein für die eigene Erkrankung vorausgesetzt.

Während des Gesundungsprozesses stellt sich für die meisten Betroffenen die Frage, ob sie weiterhin Medikamente nehmen sollen oder nicht. Wir kennen viele Betroffene, die ein sehr stabiles und zufriedenes Leben führen, sich in extremen Belastungssituationen aber weiterhin durch eine Bedarfs- oder Intervallmedikation schützen.

Nach unserem Verständnis von Eigenverantwortung und partnerschaftlicher Kooperation zwischen Arzt und Patient sollte der Betroffene im Kontakt mit seinem Arzt entscheiden, welches Risiko er einzugehen bereit ist. In den allermeisten Fällen ist dabei der Betroffene derjenige, der letztlich die Entscheidung für sich treffen muss. Wer »auf Nummer sicher« gehen möchte, ist mit einer Dauermedikation am besten beraten. Zahlreiche Studien zeigen, dass sie den größten Schutz vor neuen Krankheitsphasen bietet. Wer hingegen zwischen Sicherheit auf der einen Seite und den durch die Medikamente hervorgerufenen unerwünschten Wirkungen auf der anderen Seite abzuwägen versucht, für den kann eine Intervallbehandlung oder eine sehr niedrige Standarddosierung mit Bedarfsmedikation eine Alternative sein.

Unserer Ansicht nach sollte der Arzt den Patienten die Entscheidung überlassen bzw. mit ihnen gemeinsam eine für beide Seiten akzeptable Lösung finden. Sonst besteht die Gefahr, dass ein psychoseerfahrener Mensch, der die verordnete Medikation als aufgezwungen erlebt, schnell versucht, die Medikamente eigenständig zu dosieren oder gar nicht zu nehmen.

Allerdings darf der Arzt vom Betroffenen einen gewissen Vertrauensvorschuss erwarten, dass er sich bemüht, zum Wohle des Patienten zu handeln. Bei geringem Krankheitsbewusstsein ist der Betroffene selbst häufig nicht mehr in der Lage zu beurteilen, was für ihn gut ist.

Offen über Frühwarnzeichen sprechen!

Viele Betroffene erzählen, dass sie sich nicht trauen, ihrem behandelnden Arzt gegenüber offen über ihre Frühwarnzeichen zu berichten. Sie fürchten, sofort eine höhere Dosis Medikamente verordnet zu bekommen oder gar in eine Klinik eingewiesen zu werden. Um dies zu verhindern, versuchen sie, allein zurechtzukommen, und das gerade in einer Zeit, in der ihnen Aussprache und eine vertrauensvolle Beziehung helfen könnten.

Ein vertrauensvolles Klima und die Sicherheit, dass Arzt oder Ärztin nur im absoluten Notfall gegen den Willen der Patienten entscheidet, ist notwendig für eine fruchtbare Beziehung zwischen beiden. Wer dieses vertrauensvolle Gefühl nicht hat, sollte mit seinem Arzt darüber sprechen. Manchmal ist es wichtig, einmal auszusprechen, was beide Seiten sich wünschen bzw. erwarten und welche Befürchtungen sie haben. Wenn sich trotz Bemühungen ein solches vertrauensvolles Verhältnis nicht einstellt, sollte man vielleicht den Arzt wechseln. Manchmal gibt es im Umfeld der Erfahrenen-Gruppen »Geheimtipps« von Ärztinnen und Ärzten, zu denen Betroffene leichter Vertrauen fassen können und von denen sie sich partnerschaftlich behandelt fühlen.

Alles, was wir hier über den Kontakt zu Ärzten gesagt haben, gilt ebenso für alle anderen therapeutischen Fachkräfte, seien dies Psychologen, Sozialpädagogen, Ergotherapeuten oder Pflegekräfte.

Auch Bezugspersonen bemerken Frühwarnzeichen

Frühwarnzeichen werden häufig auch von der Umgebung der Betroffenen bemerkt. Es sind ja nicht nur das Erleben und Empfinden, die verändert sein können, sondern auch das Verhalten und die ganze Erscheinung. Beispielsweise zieht sich die Betroffene zurück, erzählt nur noch von einem Thema oder kleidet sich auf eine für sie ungewöhnliche Art. Einige Angehörige können keine genauen Veränderungen benennen, haben aber trotzdem »das Gefühl«, der Betroffene werde vielleicht wieder psychotisch. Sie berichten von Veränderungen im Blick oder im Gesichtsausdruck, die für weniger vertraute Menschen nur schwer zu erkennen sind.

In nachträglichen Befragungen geben sogar mehr Angehörige als Betroffene an, vor der Krise Veränderungen bemerkt zu haben. Damit kommt Angehörigen und Vertrauenspersonen eine wichtige Bedeutung bei der Krisenvorbeugung zu.

Viele Betroffene sind ab einem bestimmten Punkt ihrer Krise nicht mehr in der Lage, sie als solche zu erkennen. Einige fühlen sich dann sogar sehr wohl und haben nicht das Gefühl, psychotisch zu sein. Diese Betroffenen sind besonders darauf angewiesen, dass vertraute Menschen ihrer Umgebung Veränderungen bei ihnen bemerken und sie darauf hinweisen. Einige psychoseerfahrene Menschen gehen daraufhin aus freien Stücken zum Arzt. Bei anderen müssen die Angehörigen viel Überredungskunst und Geduld aufwenden, um sie zum Arztbesuch zu bewegen. Dies gilt vor allem für Menschen mit manischen Krankheitsphasen, die sich ja gerade in ihrer Krise ausgesprochen wohlfühlen und schnell das Gefühl haben, ihre Umgebung missgönne ihnen ihre positive Stimmung. Es ist eine sehr schwierige Entscheidung, wie lange Angehörige den Willen der Betroffenen akzeptieren sollten und ab wann sie für sie Verantwortung übernehmen und eventuell sogar gegen ihren momentanen Willen Entscheidungen treffen müssen.

In unseren Gruppen haben sich mehrmals Betroffene sehr kritisch über die Möglichkeit geäußert, Vertrauenspersonen um Mithilfe beim Erkennen von Frühwarnzeichen zu bitten. Eine Gruppenteilnehmerin erzählte: »Neulich stand ich nachts auf, um eine Zigarette zu rauchen. Da ich das selten tue, wurde ich gleich von meinem Freund gefragt, ob es jetzt wieder bei mir losginge. Ich traue mich schon gar nicht mehr, ungewöhnliche Dinge zu tun, weil sich gleich jemand anderes um mich Sorgen macht.«

Aus seiner ständigen Besorgnis heraus interpretiert dieser Freund jedes ungewöhnliche Verhalten als Frühwarnzeichen. Diese Besorgnis immer wieder zu äußern, verunsichert und verärgert die Betroffene oft unnötigerweise. Außerdem traut sich die Person dann kaum noch, sich spontan und ungezwungen zu zeigen. Auch hier sind klare Absprachen hilfreich. In besonderen Fällen kann sogar abgesprochen werden, dass der oder die Betroffene allein versucht, eine Krise rechtzeitig zu erkennen, und von der Umgebung nicht auf Veränderungen angesprochen werden möchte.

1. Suchen Sie sich andere Menschen, mit denen Sie über Ihre Frühwarnzeichen sprechen können. Dies können andere Betroffene sein, professionelle Helfer oder auch Vertrauenspersonen, die schon vor Ihrer Krisenzeit Kontakt zu Ihnen hatten. Gerade über dieses Thema ist ein Austausch in Gruppen besonders sinnvoll, etwa in Selbsthilfegruppen. Wenn andere von ihren Krisen reden, fällt die eigene Erinnerung leichter.
2. Versuchen Sie, die Frühwarnzeichen nach ihrem zeitlichen Auftreten zu ordnen. Fügen Sie, wann immer möglich, zeitliche Angaben hinzu (zum Beispiel: »4 Wochen vor der Krise: höre Geräusche intensiver«).
3. Häufig braucht unser Gedächtnis eine Anlaufphase. Es kann hilfreich sein, sich gedanklich von der Gegenwart ausgehend in die Zeit vor der Krise zurückzutasten (Wie geht es mir jetzt, was habe ich in der Krise erlebt, wie ging es mir unmittelbar vor der Krise, wie ging es mir einige Zeit vor der Krise, wie ging es mir lange vor der Krise?).
Wenn Sie trotzdem Schwierigkeiten mit der Erinnerung haben, lassen Sie das Thema eine Zeitlang ruhen und beschäftigen sich zu einem späteren Zeitpunkt erneut damit.
4. Die im Beitrag der Selbst-CheckerInnen abgedruckte Liste mit Frühwarnzeichen kann Ihnen bei Ihrer Erinnerungsarbeit behilflich sein, da es leichter fällt, Anzeichen wiederzuerkennen, als sie eigenständig zu erinnern. Trotz dieser Hilfestellung sollten Sie sich Zeit lassen, auch Ihre ganz individuellen Frühwarnzeichen zu finden.
5. Überlegen Sie, welche Vorbeugemaßnahmen Sie bisher schon erprobt haben. Solche, die bisher für Sie hilfreich waren, sollten Sie notieren. Überlegen Sie sich möglichst konkrete Verhaltensweisen, denn je konkreter Ihre Überlegungen sind, desto leichter werden Sie sich später an diese Verhaltensweisen erinnern können. Wen werden

Sie fragen, ob ihm Veränderungen aufgefallen sind? Mit wem werden Sie über Ihre Eindrücke sprechen? Welchen Arzt werden Sie aufsuchen, welche Bedarfsmedikation werden Sie einnehmen? Haben Sie diese zu Hause? Auf welche Art und Weise können Sie sich etwas Gutes tun? Welche Möglichkeiten haben Sie, um Belastungen zu reduzieren?

6. Überlegen Sie, welche Vorbeugemaßnahmen Sie bereits ausprobiert haben, die sich im Nachhinein als nicht sinnvoll erwiesen haben. Einige Betroffene reagieren zum Beispiel auf Frühwarnzeichen mit einem höheren Alkoholkonsum. Alkohol erweckt jedoch eher die Psychose, als dass er sie verhindern könnte. Zudem ist Alkohol unverträglich mit den meisten Psychopharmaka.

7. Überlegen Sie, zu welchen Bezugspersonen Sie Vertrauen haben und mit wem Sie eventuell über Frühwarnzeichen sprechen könnten. Zumeist macht man die Erfahrung, dass Offenheit mit Offenheit honoriert wird und der andere viel guten Willen zeigt.

8. Sprechen Sie mit diesen Personen genau ab, wie diese sich im Fall einer leichten Krise oder möglicher Frühwarnzeichen verhalten sollen. Auf welche Anzeichen wollen Sie angesprochen werden? Wie lange sollen die anderen Ihnen die Verantwortung überlassen? Wann sollen Ihre Bezugspersonen von sich aus Kontakt zu einem Arzt aufnehmen?

Auch wer Stress reduziert, auf Frühwarnzeichen reagiert und seine seelischen Abwehrkräfte stärkt, kann wieder in eine Krise geraten. Psychosen haben eine Eigendynamik, auf die Betroffene nur bedingt Einfluss nehmen können. Hat dann die Vorsorge versagt? Ist dann wieder alles beim Alten? Bleibt dann doch wieder nur die geschlossene Station und die Medikamentenspritze?

Vorsorge bedeutet nicht nur das Bemühen, Krisen zu verhindern, sondern auch, die negativen Folgen möglicher Krisen zu verringern. Manchmal lassen sich akute Phasen nicht vermeiden, wohl aber eine als schädlich erlebte Behandlung oder eine falsche Medikation. In Gesprächen erzählen Betroffene oft, wie demütigend es für sie war, von der Polizei »abgeführt« und in die Klinik gebracht zu werden, wie ausgeliefert und entmündigt sie sich auf den Stationen fühlten und wie belastend für sie die unerwünschten Wirkungen der Medikamente waren. Viele leiden unter solchen Folgen ihrer Krisen mehr als unter den psychotischen Erlebnisweisen.

Ist jemand erst in der psychotischen Krise, kann er meistens kaum noch über sich Auskunft geben und sich für seine Rechte einsetzen. Betroffene sind nicht mehr in der Lage, ihre Personalien anzugeben, den Klinikmitarbeitern mitzuteilen, welches die gewünschte und erfahrungsgemäß einzig sinnvolle Behandlungsform ist oder welche Angehörigen verständigt werden sollen. Deshalb ist es auch hier wichtig, Absprachen zu treffen: mit der Klinik, dem ambulanten Facharzt, mit Vertrauenspersonen sowie Angehörigen, vielleicht sogar mit Arbeitskollegen und dem Arbeitgeber. Vereinbarungen im Vorfeld ermöglichen es

Vertrauenspersonen und Professionellen, sich im Krisenfall an den Erwartungen der Betroffenen zu orientieren.

Wohin in der Krise?

Die Behandlung in einer psychiatrischen Klinik ist nur *eine* Möglichkeit der akuten Krisenintervention und für viele die letzte Wahl. Manchmal können Psychosen auch ambulant im häuslichen Umfeld durchlebt und durchgestanden werden, in den letzten Jahren wird dafür immer öfter auch professionelle Hilfe angeboten. Erleichtert wird die ambulante Behandlung, wenn die Frühwarnzeichen rechtzeitig wahrgenommen werden. So schildert Wolfgang Voelzke in diesem Buch, wie er durch seine Vorsorgebemühungen bisher neunmal Klinikaufenthalte vermeiden konnte. Bei Früherkennung besteht immer die Möglichkeit, den ambulanten Facharzt aufzusuchen und den Versuch zu unternehmen, durch Umstellung oder Erhöhung der Medikation die Krise in den Griff zu bekommen. Einige Betroffene wollen auch einfach in Ruhe gelassen und nicht gleich in die Psychiatrie »geschleppt« werden, »nur weil sie gerade mal wieder psychotisch sind«. Andere möchten erst zu ihrem behandelnden Arzt gebracht werden, bevor eine Klinikeinweisung ins Auge gefasst wird.

BEISPIEL Ein Beispiel für ganz private Selbsthilfe ist eine Frau, die sich beim Anbahnen einer Psychose für einige Zeit in ein angemietetes Zimmer zurückzieht, das zehn Kilometer von ihrem Wohnort entfernt liegt. Dort habe sie Ruhe und könne sich von den Konflikten mit ihren Eltern erholen, mit denen sie in einem gemeinsamen Haushalt lebt. ■

Regina Bellion beschreibt in diesem Buch, wie sie ihre Psychosen ohne Medikamente, aber mit Unterstützung von guten

Freunden durchlebt. Diese Form der Krisenbewältigung kommt sicher nur für einen Teil der Psychoseerfahrenen infrage, da sie mit Risiken verbunden ist, viel Erfahrung und einen großen Freundeskreis erfordert. Dennoch sind dies Beispiele für mutige und kreative Lösungen, die, sofern sie auf die individuelle Ausdrucksform der Psychose und eigene Möglichkeiten und Grenzen abgestimmt sind, erfolgreiche Bewältigungsformen darstellen.

Auch Brigitte Weiß berücksichtigt in ihrem privaten Krisenkonzept die Möglichkeit einer ambulanten Behandlung (siehe Teil III). Sie hält es für wichtig, sich schon im Vorfeld zu überlegen, zu welchem Arzt Vertrauen besteht und welche Freunde auch in der schweren Zeit Kontakt halten. Ebenso sollte mit diesen Personen besprochen werden, wie sie sich optimal verhalten und unter welchen Umständen eine Klinikeinweisung doch notwendig wird. Zu diesem Thema gehören auch die Fragen, wie lange Angehörige und Vertrauenspersonen dem psychotischen Treiben zusehen können oder sollen und ab wann der Betroffene von einer notwendigen (klinischen) Behandlung überzeugt werden sollte.

Eine frühzeitige und freiwillige Aufnahme in eine psychiatrische Klinik kann die Aufenthaltsdauer und das Ausmaß einer Psychose oft verringern und Krisen gut abfangen. Zahlreiche Betroffene nehmen die Klinik als kleineres Übel in Kauf oder machen in der Klinik positive Erfahrungen und suchen sie dann in der nächsten Krise freiwillig und frühzeitig auf. Nicht wenige Menschen lehnen jedoch stationäre Behandlung aus vielfältigen Gründen und Erfahrungen ab und zögern die Einweisung so lange wie möglich hinaus.

Die Gründe für viele Zwangseinweisungen liegen nicht etwa darin, dass die Krankheitsphase zu spät erkannt würde oder kein Krankheitsbewusstsein bestünde, sondern im Fehlen echter Alternativen zur stationären Psychiatrie. Private Initiativen und Selbsthilfe sind gut und notwendig, müssen jedoch durch ambulante Einrichtungen ergänzt werden, die vor der Notlösung der (geschlossenen) Station einsetzen. Besonders in ländlichen Regionen fehlen bisher Kriseninterventionszentren, die Tag und Nacht Zuflucht bieten, wenn die Krise allein nicht mehr zu bewältigen ist. Notschlafwohnungen, in denen Betroffene unbürokratisch und ohne Stigmatisierung durch Diagnosen und Patientenstatus vom Alltag verschnaufen können, sind derzeit kaum zu finden. Es gilt, kreativ nach echten Alternativen oder Ergänzungen zur stationären Psychiatrie zu suchen, die Krisen im Vorfeld abfangen helfen, die mit weniger Zwang und mehr Information und Absprache arbeiten.

»Ich bin doch nicht verrückt!«

Fast alle psychoseerfahrenen Menschen verlieren mit zunehmender Krise die Wahrnehmung für ihre Erkrankung, halten sich selbst für gesund und ihre psychotische Wahnwelt für die Realität. In der Krise haben sie Wichtigeres zu tun, als zum Arzt zu gehen. Sie sind vom Geheimdienst verfolgt oder zur Errettung der Menschheit berufen.

Für Vertrauenspersonen, die versuchen, ihren Freund oder Angehörigen zur Behandlung zu bewegen, ist guter Rat teuer. Auf Betroffene einzureden bringt zumeist keinen Meinungsumschwung. Psychoseerfahrene Menschen berichten jedoch häufig, dass sie nicht in einer hundertprozentigen Wahngewissheit leben, sondern zeitweise vom Zweifel an ihrem Erleben ergriffen sind. Der amerikanische Psychiater und spätere buddhistische Mönch Edward Podvoll nennt diese Phasen »Inseln der Klarheit«, die viele psychoseerfahrene Menschen aus ihrer persönlichen Erfahrung kennen. Viel wäre erreicht, wenn es Vertrauenspersonen und professionell Tätigen gelänge, sich mit dem zweifelnden Anteil des Betroffenen zu verbünden, um ihn so zur Behandlung zu bewegen.

Psychoseerfahrene Menschen können in ihrer gesunden Zeit überlegen, wie sie in der Krise zur Behandlung motiviert werden könnten, und dies professionellen Helfern sowie ihren Freunden und Angehörigen mitteilen. Ein Betroffener glaubt, durch eine Ohrfeige zeitweise aus seiner psychotischen Welt auftauchen zu können. Ein anderer hofft, dass ihn eine schriftliche Abmachung mit einer Vertrauensperson noch erreichen könnte. In einem »Vertrag« verpflichtet er sich, den Arzt aufzusuchen, wenn seine Vertrauensperson ihn längere Zeit für psychotisch hält und ihm den »Vertrag« zeigt.

Ob Betroffene in einer Krise tatsächlich durch solche Absprachen leichter zu erreichen sind, muss sich im Einzelfall zeigen. Einen Versuch ist es sicherlich wert! Manchmal ist es ganz entscheidend, wer versucht, den Betroffenen zu einer Behandlung zu bewegen. Möglicherweise reagiert er sehr aggressiv, wenn die Eltern diesen Vorschlag machen, ist hingegen durchaus bereit, wenn ein guter Freund anbietet, mit ihm in die Klinik zu fahren. Auch hier sind Absprachen hilfreich.

Fehlendes Krankheitsbewusstsein und die Ablehnung der Behandlung sind nicht einfach als Folgen gestörter Hirnstoffwechselprozesse unbeeinflussbar gegeben, sondern werden durch eine Vielzahl psychosozialer Faktoren in ihrem Auftreten, wie auch in ihrer Intensität beeinflusst. Betroffene, die eine vertrauensvolle Beziehung zu ihrem Arzt haben, werden ihn eher aufsuchen als solche, die ihn nur aus hastigen Kurzterminen kennen. Wer geht schon gerne zu einem Arzt, den er nicht mag, oder in eine Klinik, in der er sich nicht wohlfühlt?

Angenehmere Behandlungsbedingungen könnten das Krankheitsbewusstsein stärken und somit auch Zwangseinweisungen reduzieren helfen. Zudem wird die Angst vor der Behandlung vermindert, wenn Patientinnen und Patienten mitentscheiden können und wissen, was auf sie zukommt.

Die Behandlung planen

Solange Alternativen zur klassischen Psychiatrie rar sind, ist es umso wichtiger, sich Gedanken darüber zu machen, wie die stationäre Behandlung so angenehm und heilsam wie möglich gestaltet werden kann. Nur so ist eine freiwillige und frühzeitige Aufnahme wahrscheinlich. Durch Absprachen haben Betroffene die Möglichkeit, Einfluss auf ihre Behandlung in der akuten Krankheitsphase zu nehmen und so schon im Vorfeld zu Verhandlungspartnern zu werden, anstatt sich weiterhin als ohnmächtige »Behandelte« zu fühlen.

Eine Möglichkeit, seinen Willen vorab festzulegen, ist das sogenannte Psychiatrische Testament (Vorlage im Internet, Adresse siehe Anhang). Betroffene legen in krisenfreier Zeit schriftlich fest, wie sie im Falle einer Zwangseinweisung behandelt werden möchten. Dazu kann beispielsweise die Ablehnung von Elektroschocks oder bestimmter Psychopharmaka gehören. Diese Vorausverfügung wird Psychiatern von einem beauftragten Rechtsanwalt zugeschickt oder unter Zeugen übergeben. Den behandelnden Ärzten wird mit einer Klage gedroht, sollten sie den Willen des Betroffenen nicht akzeptieren.

Während sich die antipsychiatrisch orientierten Initiatoren des Psychiatrischen Testaments vor einer als gewaltsam und bedrohlich erlebten Zwangsbehandlung mithilfe rechtlicher Mittel und der Androhung einer Klage zu schützen versuchen, bemühen sich seit einigen Jahren die Urheber der sogenannten Behandlungsvereinbarung, durch eine Zusammenarbeit von Klinik und Betroffenen mehr Mitbestimmung zu bewirken (Vorlage im Internet, Adresse siehe Anhang). Im Rahmen dieser Abmachungen diskutiert der Betroffene mit Mitarbeitern der Klinik, welche Behandlungsschritte im Falle einer erneuten Klinikeinweisung unternommen werden sollen. Die Absprachen werden schriftlich festgelegt, wobei die Betroffenen und die Klinik jeweils ein Exemplar erhalten. So kann abgesprochen werden, mit welchen Medikamenten behandelt werden soll, welche Behandlungsverfahren der Betroffene ausschließt oder wen die Klinik über den Krankenhausaufenthalt informieren soll.

Es handelt sich dabei um freiwillige Selbstverpflichtungen aller beteiligten Verhandlungspartner. Weichen behandelnde Ärzte in der akuten Situation von den Vereinbarungen ab, müssen sie dies gut begründen und im Nachhinein mit ihren Patientinnen und Patienten besprechen. Inzwischen bieten viele Kliniken im deutschsprachigen Raum die Behandlungsvereinbarungen an. Erkundigen Sie sich in Ihrer wohnortnahen Klinik nach dieser Absprachemöglichkeit.

Einige Fragen des Vorsorgebogens decken sich mit Punkten der Behandlungsvereinbarung. Die Bearbeitung des Vorsorgebogens kann als Vorbereitung auf das Ausfüllen einer Behandlungsvereinbarung genutzt werden, denn nur wer sich zuvor überlegt hat, wie er sich eigentlich eine »gute« Therapie vorstellt, kann diese Erwartungen auch im Gespräch mit dem

Klinikpersonal vorbringen und in die schriftliche Abmachung aufnehmen lassen.

Der Krisenpass

Die Behandlungsvereinbarung ist eine Möglichkeit, auf die Behandlung in der akuten Krankheitsphase Einfluss zu nehmen. Sinnvoll ist sie vor allem für jene Betroffenen, die in der Krise nicht mehr in der Lage sind, ihre eigenen Wünsche vorzubringen. Was aber ist, wenn man in eine Klinik eingeliefert wird, mit der keine Behandlungsvereinbarung abgeschlossen wurde, oder wenn Behandlungsvereinbarung und Patientenakte nicht schnell genug greifbar sind? Allzu häufig wird dann das Standardmedikament in der Standarddosierung ausprobiert, auch wenn sich bei vorhergehenden Klinikaufenthalten andere Medikamente als wirkungsvoller erwiesen haben.

Diese Gefahr besteht vor allem in Kliniken, in denen der Betroffene noch nie behandelt wurde, was beispielsweise im Urlaub vorkommen kann. Aber auch in der dem Wohnort zugehörigen Klinik kann es passieren, dass die Krankenakte bei der Aufnahme nicht sofort greifbar ist oder unzureichend geführt wurde. Womöglich kennt die behandelnde Ärztin auf der Station den Patienten nicht, weil sie im Rahmen der Ausbildung regelmäßig die Stationen wechselt. Die Folge solcher Situationen ist wiederum die Standardmedikation. Aber: Mit den quälenden und gesundheitsschädigenden Nebenwirkungen müssen allein die Betroffenen leben. Umso wichtiger ist es, die Verantwortung nicht den Ärzten allein zu überlassen und alles willenlos zu schlucken, sondern mitzureden, sich und auch die behandelnden Ärztinnen und Ärzte zu informieren.

Ein Baustein beim Aufbau von mehr Selbstbestimmung kann der sogenannte Krisenpass sein (Vorlage im Internet: www.balance-verlag.de). Auf Ausweisformat zusammengeklappt passt er in jede Brieftasche und enthält neben den Personalien und der Information, wo eine Behandlungsvereinbarung vorliegt, die Dokumentation der bisher im Krisenfall erfolgreichen Medikation. Einer Fehlbehandlung soll vorgebeugt werden durch die Auflistung jener Psychopharmaka, mit denen bisher schlechte Erfahrungen gemacht wurden. Es folgen Angaben von Vertrauenspersonen, die im Krisenfall benachrichtigt werden sollen, Informationen über Kinder des Betroffenen sowie die Rubrik »Besonderes«, wo spezielle Wünsche an die Behandlung oder auch weitere Erkrankungen eingetragen werden können. Die aktuelle Medikation inklusive Dosierung wird mit Datum und Stempel des Arztes auf der letzten Seite vermerkt.

Der Pass soll vor allem gewährleisten, dass Betroffene in der akuten Phase die optimale Medikation erhalten. Dabei ist er als Hilfestellung für Ärzte gedacht, die den Patienten nicht kennen oder die Unterlagen in der akuten Situation nicht zur Hand haben. Der Krisenpass entbindet die psychiatrischen Kliniken jedoch keinesfalls von ihrer Verpflichtung zu genauer und sofort zugänglicher Dokumentation bisheriger Behandlungen, beispielsweise in Form von übersichtlichen Medikamentenbögen mit Sparten für erwünschte und unerwünschte Wirkungen. In der Organmedizin ist es längst üblich, Gesundheitspässe beispielsweise für Diabetiker oder Epileptiker auszustellen. In einigen Regionen ist nun auch der Krisenpass für Menschen mit psychischen Krisen geläufig.

Der Krisenpass ist als ein Vorschlag zu verstehen. Er wurde in München in Zusammenarbeit von Professionellen und

Psychiatrieerfahrenen entwickelt. Voraussetzung für seinen gewinnbringenden Einsatz ist eine weite Verbreitung sowie allgemeine Akzeptanz und Würdigung durch ambulante Ärzte und Klinikpersonal. Wichtig für seine Verwendung ist, dass die Betroffenen den Krisenpass auch wirklich bei sich tragen. Er verbessert die Behandlung nur, wenn die Eintragungen immer auf dem neuesten Stand gehalten werden. Dann aber kann er für Psychoseerfahrene zu einem Hilfsmittel werden, um sich bewusster und selbstbestimmter an der Behandlung zu beteiligen.

Anregungen (auch zur Klärung der Fragen 15–23 des Vorsorgebogens)

1. Um Absprachen für die Krisenzeit treffen zu können, muss man zunächst herausfinden, wen man in den persönlichen Krisenplan einbeziehen möchte. Zu welchen professionell Tätigen habe ich ein Vertrauensverhältnis, zu welchen Freunden und Angehörigen? In der Psychose ist man meist sehr sensibel für einen falschen Ton, für leichte Arroganz oder Anklänge von Ablehnung. Deshalb lautet die wichtige Frage: Zu wem habe ich nach meiner heutigen Einschätzung in der Krise Vertrauen? Wer Freunde oder Angehörige als Vertrauens- und Kontaktpersonen heranziehen möchte, sollte diese ansprechen und informieren.
2. Welche Schritte sollten vor einer Klinikeinweisung eingeleitet werden, um die stationäre Behandlung eventuell doch noch abzuwenden? So wünschen sich viele Betroffene, vor einer Einweisung zunächst zu einer Ärztin oder einem Arzt ihres Vertrauens gebracht zu werden. Angehörige müssen über diesen Wunsch informiert sein. Es ist wichtig, sich klarzumachen, von welchen Personen welche Art der Unterstützung erwartet wird. Wer seine Psychose zu Hause durchleben will, muss dies sehr sorgfältig planen. In welchen Räumlichkeiten, mit welchen

Begleitpersonen ist dies möglich? Kann eine Vertrauensperson einige Tage Urlaub nehmen, um einfach da zu sein? Was wird unternommen, wenn die Vertrauenspersonen nicht erreichbar sind oder an ihre Grenzen stoßen? Welcher Arzt unterstützt mich gegebenenfalls?

3. Wer sich Gedanken über die für ihn optimale Behandlung macht, sollte frühere Aufenthalte Revue passieren lassen. Was hat mir damals besonders geholfen, was hat mir geschadet, was möchte ich nie wieder erleben? Welche therapeutischen Maßnahmen waren bisher hilfreich (Beschäftigungstherapie, Arbeitstherapie, Yoga, Einzelgespräche, Musiktherapie etc.)? Vielleicht wurde die Beschäftigungstherapie als Qual erlebt, vielleicht hat die Arbeitstherapie an der frischen Luft die Gesundung gefördert. Welchen Besuch möchte ich empfangen und wen will ich in der emotional aufgewühlten Zeit nicht zu Gesicht bekommen? Wie sollten sich professionelle Helfer und Angehörige konkret verhalten? Um sie zu einem anderen Umgang zu bewegen, ist es hilfreich, ihnen genau zu sagen, welches Verhalten man sich wünscht. Dabei gilt es immer, Kompromisse zu finden zwischen den Bedürfnissen und Möglichkeiten der eingebundenen Personen und Institutionen sowie jenen der Psychoseerfahrenen.

4. Wer eine Behandlungsvereinbarung abschließen möchte, sollte überlegen, in welcher Klinik (und auf welcher Station) er vermutlich in der nächsten Krise behandelt wird oder behandelt werden möchte. Durch einen Anruf auf der Station lässt sich klären, ob es dort inzwischen die Möglichkeit gibt, eine Behandlungsvereinbarung abzuschließen. Sollte es in der Klinik bisher noch keine Behandlungsvereinbarung geben, so ist es trotzdem sinnvoll, sie einzufordern. So merkt das Klinikpersonal, dass seine Patientinnen und Patienten an Mitbestimmung und partnerschaftlichem Umgang interessiert sind.

5. Es ist hilfreich, sich vor Abschluss der Behandlungsvereinbarung über eigene Wünsche und Erwartungen Klarheit zu verschaffen. Nur so

gelingt es, diese auch im Gespräch mit dem Klinikpersonal anzusprechen und durchzusetzen. Die Fragen 19 bis 23 des Vorsorgebogens bieten dabei Hilfestellung.

6. Bei der Reflexion über die Wirkungen der Psychopharmaka kann es sinnvoll sein, sich auch mit dem behandelnden Arzt über dessen Eindruck auszutauschen. Unter Umständen wird zu schnell vergessen, wie wirksam die Neuroleptika Halluzinationen, Wahngedanken oder Denkstörungen unterdrückt haben, da im Anschluss die weniger gut zu beeinflussenden Symptome wie Energie- und Schwunglosigkeit, Interessenverlust und Resignation im Vordergrund stehen. Häufig werden die negativen Wirkungen der Neuroleptika, Lithiumpräparate und Antidepressiva auch überbewertet und mit der Eigendynamik der Erkrankung verwechselt. Wer die erwünschten und unerwünschten Wirkungen der Psychopharmaka gegeneinander abwägt, kann sich bewusster für oder gegen bestimmte Medikamente entscheiden.
Es ist hilfreich, sich so bald wie möglich dazu Notizen zu machen, da kaum jemand die Fülle an Daten über Wirkstoffe, Dosierungen und erlebter Wirkung im Gedächtnis behalten kann.

Blätter fallen auf meine Seele
Und es stürzen Felsen
Wie könnte ich schweigen?
Günter Neupel

Das Versteckspiel mit dem verrückten Erleben

Über den Wahn spricht man nicht! Das Erleben in der Psychose ist oft geheim, peinlich, schrill, verrückt. Man behält es lieber für sich, tut so, als wäre es nie da gewesen, und geht zur vermeintlichen Tagesordnung über. Menschen der näheren und weiteren Umgebung ziehen es vor, nicht so genau nachzufragen.

Einige wenige sprechen offen und viel über ihre Erfahrungen und haben teilweise sogar ein unstillbares Mitteilungsbedürfnis. Dies ist eher bei angenehmen Psychoseinhalten der Fall oder bei Menschen, die dauerhaft von ihren psychotischen Inhalten überzeugt sind. Obwohl in den letzten Jahren vor allem in den vielen Psychoseseminaren vermehrt über Psychoseinhalte gesprochen wird, lässt sich immer noch eine weit verbreitete »Verschwiegenheit« hinsichtlich dieses Themas feststellen. Dabei sind eine offene Kommunikation und das, was man »Gesprächskultur« nennt, nicht nur hilfreich, sondern entsprechend gefestigte Strukturen sind geradezu Vorsorgemaßnahmen. An vielen Stellen eines psychotischen Prozesses helfen Gespräche, den Verlauf zu beeinflussen.

Wo liegen die Gründe für die Tabuisierung? Insbesondere direkt nach der akuten Phase kann das Schweigen ein Selbsthilfe- und Schutzmechanismus sein, um Abstand von dem psychotischen Erleben zu gewinnen. Es gibt »salonfähige« Psychoseinhalte und solche, die nicht einmal dem Partner anvertraut werden. Bestimmte Erlebnisse sind zu intim, scham- und schuldbesetzt, als dass sie über die Lippen gebracht werden könnten.

Die meisten Betroffenen haben schon negative Reaktionen ihrer Umgebung erlebt, wenn sie versuchten, über ihre Psychose zu sprechen. Vorurteile und Ängste dieser Erkrankung gegenüber sind immer noch weit verbreitet. Wen wundert es da, wenn Betroffene lieber nicht darüber reden, um Stigmatisierung und Ausgrenzung zu vermeiden. Ein einfaches psychologisches Lerngesetz besagt, dass Menschen Verhaltensweisen, auf die negative Reaktionen folgen, in Zukunft seltener zeigen.

Gerade psychiatrische Kliniken sind Orte, an denen es besonders schwierig ist, nach der akuten Phase über die psychotischen Erlebniswelten zu sprechen. Viele Betroffene, die sich zeitweise in stationären Institutionen aufhalten, werden dort weniger offen über ihre Psychoseinhalte berichten als außerhalb. Zumindest wird ausgewählt, welcher Person welche Erlebnisse anvertraut werden. Dies ist eigentlich paradox, da doch gerade in der Psychiatrie Verständnis für psychotisches Erleben und Handeln herrschen sollte. Und doch dominiert in vielen Kliniken Sprachlosigkeit, wenn es um das verrückte Erleben geht.

Möglicherweise liegt der wesentlichste Grund für das Gesprächsdefizit im endogenen Krankheitsmodell. Wenn Psychosen als vornehmlich von innen kommend, also biologistisch betrachtet werden, dann sind Psychoseinhalte lediglich Symptome für eine letztlich neuronale Krankheit, die bestenfalls durch Medikamente beeinflussbar ist. Die psychotischen Anzeichen sind störend und unerwünscht, die Behandlung hat ihre möglichst rasche Beseitigung zum Ziel. Warum aber über etwas sprechen, das unbeeinflussbar in den Tiefen unserer Gehirnwindungen entsteht? Und wenn es durch die Behandlung mit Neuroleptika beseitigt wurde, warum sollte man dann das Unerwünschte im Gespräch wieder hervorholen?

Erklärbar ist diese Gewohnheit des Totschweigens auch durch das autoritäre System »Klinik« mit seinen Macht- und Hierarchiestrukturen. Unsere Gesellschaft überträgt einer psychiatrischen Klinik einen Doppelauftrag. Zum einen sollen auffällige oder »störende« Menschen zeitweise aus dem Verkehr gezogen werden, um Normverletzungen zu verhindern. Zum anderen hat die Klinik einen Heilungs- und Therapieauftrag.

Dementsprechend werden Entlassungen erst dann eingeleitet, wenn Patientinnen und Patienten sich auf der Station angepasst verhalten, nicht mehr »stören« und gesund erscheinen. Viele Patienten sind deshalb bemüht, diese Erwartungen zu erfüllen, um baldmöglichst entlassen zu werden. Dies führt zu unauthentischen und gespielten Verhaltensweisen. Eine Betroffene beschreibt dies so: »Die Psychiatrie provoziert schizophrenes Verhalten! Wie oft habe ich mit einem aufgesetzt lächelnden Gesicht versucht, meine frühestmögliche Entlassung zu bewirken und meine eigentliche Stimmung dahinter zu verstecken.«

Berichte über Psychosen bergen für Patientinnen und Patienten die Gefahr einer Erhöhung der Medikamentendosis oder einer Verlegung auf die geschlossene Station. Um dies zu vermeiden, sind sie lieber vorsichtig und erzählen eher »ungefährlichen« Personen wie Mitpatienten oder Pflegekräften Einzelheiten ihres Erlebens. Sie erspüren sehr schnell, was sie welchen Personen erzählen »dürfen« und welche Äußerungen welche Konsequenzen haben. Spätestens nach einigen Aufenthalten in derselben Klinik oder auf derselben Station werden die Betroffenen zu Fachleuten für die Auswahl von Informationen.

Es liegt auf der Hand, wie paradox dieser Umstand gerade für paranoid erlebende Menschen ist, die sich in ihrer Psychose verfolgt, beobachtet oder kontrolliert fühlen. Eine gesundmachende Atmosphäre sollte demgegenüber von Offenheit und Klarheit geprägt sein.

Die Verschlossenheit, die unter anderem aus der Angst vor Medikamentenerhöhung resultiert, gibt es auch im ambulanten Bereich. Frühwarnzeichen oder eine Verschlechterung des Befindens werden häufig gegenüber behandelnden Fachärzten lieber nicht erwähnt, um eine Klinikeinweisung oder Medikamentenerhöhung zu vermeiden.

Die Mauer des Schweigens durchbrechen

Psychosen sind »Alleinseinskrankheiten«. Primär sind die Betroffenen einsam in ihrer exotischen Wahnwelt, in der bleischweren Depression oder der »Einbahnstraßen-Kommunikation« der Manie. Wenn dann alles vorüber ist, stolpern sie in die nächste Einsamkeitsfalle, weil sie sich nicht trauen, über die Erlebnisse zu reden. Wenn über stattgefundene Kränkungen, Verletzungen oder Missverständnisse keine Klärung erfolgt, wird die Isolation der Psychoseerfahrenen jedoch noch weiter verstärkt. Sie fühlen sich fremdartig, anders, abgelehnt und unverstanden; die Außenstehenden sind gleichzeitig unsicher, hilflos, ängstlich oder verärgert.

BEISPIEL Eine Psychoseerfahrene berichtet von ihren Erlebnissen mit der »Sprachlosigkeit« in Psychiatrien und ihrer Erleichterung, als endlich jemand zuhörte:

»Vor allem in meiner ersten Psychose hatte ich das Gefühl, ich darf über meine Erlebnisse in der Psychose nicht sprechen. Ich weiß nicht, wie dieses Tabu entstanden ist, es war einfach da. Ich wollte nicht darüber reden, es war ein Geheimnis, etwas zutiefst Intimes. Sechs Wochen später, als ich aus meiner Psychose schon aufgetaucht war, wollte ich dann darüber sprechen und fand niemanden, mit dem ich hätte reden können. Ich hatte vier Krisen und war viermal in verschiedenen Kliniken, ohne dass irgendjemand mit mir dort über meine Erlebnisse gesprochen hätte. Das war so enttäuschend für mich. Ich hätte gern darüber geredet, weil ich das Gefühl hatte, dass diese Erlebnisse eine Botschaft für mich enthalten, die ich verstehen lernen sollte. Erst nach der fünften Krise unterhielt sich ein Arzt im Bezirkskrankenhaus Haar mit mir über meine Erfahrungen. Er spürte meine Angst und fragte, was mich in der Psychiatrie am meisten beängstige. Ich sagte: ›Das Eingesperrtsein.‹ – ›Gut‹, sagte er, ›dann kriegen Sie Ausgang. Sie müssen mir allerdings versprechen, dass Sie abends um 18 Uhr zurück sind.‹

Ich war damals hoch psychotisch, aber ich kam um 18 Uhr zurück! Ich war dankbar, dass endlich jemand fragte, was ich brauchte, was mir Angst machte, wie er mir helfen könnte. Später hatte ich dann Gespräche mit einer Psychologin. Sie half mir, den Sinn und die Bedeutungen, die ich in der Psychose verloren hatte, wieder in die Worte zu bringen. Sie tat das, indem sie mir immer so treffende Fragen stellte, dass ich mich angesprochen fühlte und mit ihr darüber reden wollte. Von mir aus wollte ich auch reden, konnte das aber nicht.« ■

Der Teufelskreis des sozialen Rückzugs und der erneuten Isolation nach der akuten Phase kann durch offene Gespräche über das Vorgefallene unterbrochen werden. Die Schweigemauern zwischen den Welten innerhalb und außerhalb der Psychose können durchbrochen werden, um die Gesundung und den Kontakt zu den Mitmenschen zu fördern oder wieder herzustellen. Durch das Gespräch über die Psychose können die zurückliegenden Erlebnisse und Gefühle nach und nach mehr akzeptiert werden. Sie müssen nicht abgespalten, als fremd abgelehnt werden, sondern können vielleicht sogar als wertvolle und sinnhafte Erfahrungen ins Selbstbild integriert werden.

Der Austausch über den Wahn ist nicht nur sinnvoll mit außenstehenden Begleitpersonen, sondern ebenso mit anderen »Leidens-« und »Erlebensgenossen«. In unseren Gruppen erleben wir eine große Anteilnahme an den Erfahrungen anderer Betroffener. Man erfährt dort, dass man nicht der einzige Jesus in der Stadt war. Man erfährt, dass auch andere diese quälende Lustlosigkeit, dieses Gefühl, beeinflusst zu werden, oder diese unerträglichen Angstzustände erlebt haben. Erzählen und Zuhören sind Schritte aus der Isolation hin zu anderen Menschen und gegenseitigem Verständnis. Damit ist es auch ein Weg heraus aus dem psychotischen Gefängnis, aus den Gefühlen von Scham und Schuld. Das Unaussprechbare anzusprechen befreit.

Undenkbar erscheint es vielen Betroffenen, über Verhalten in der Psychose zu sprechen, das als »verboten« oder »moralisch anrüchig« gilt. Dabei entlastet gerade ein Gespräch über solche Themen. Dies wird deutlich am Beispiel eines Betroffenen, der erst nach Jahren davon erzählen konnte, dass er in der Psychose fünfzig Autoscheiben eingeschlagen hatte. Fast ein Jahrzehnt lang schleppte er dieses Geheimnis mit sich herum, befürchtete, von der Polizei überführt zu werden und auf die »Burg«, die forensische Abteilung, zu kommen. Scham- und Schuldgefühle, die über lange Zeiträume im Innern verschlossen »schmoren«, tragen sicherlich nicht zur Gesundung bei, sondern können die nächste Krankheitsphase heraufbeschwören.

Ohne die Entlastungsmöglichkeiten eines Gesprächs kann die Psychose noch lange nachwirken und erneut einsam machen.

Gespräche über Verhalten und Erleben in der Psychose können unter Umständen sogar lebensrettend sein. So schildert ein Betroffener, wie er während eines depressiven Tiefs nicht mehr in der Lage war, über seine akuten Suizidgedanken zu sprechen. Er stieg nach der Verabschiedung am Bahnhof in den Zug, ohne seine Freundin um Hilfe bitten zu können. Viele lebensgefährliche Situationen ließen sich mildern, wenn die Vertrauenspersonen es verstünden, die nichtverbalen Signale zu deuten und darauf zu reagieren. Das geht aber nur, wenn Betroffene und Vertrauenspersonen nach Abklingen einer Krise miteinander über die Gedanken- und Gefühlwelten sprechen, wenn die Vertrauenspersonen in nichtverbale Signale eingeweiht werden.

Vertrauenspersonen stehen der Psychose häufig sehr hilflos, ohnmächtig und ängstlich gegenüber. Sie verstehen zunächst nicht, was bestimmte Ideen, Handlungen und Gefühle zu bedeuten haben, und brauchen sozusagen nachträglich eine Übersetzung in ihre Sprache oder eine Einführung in die Symbol- und Gefühlswelt der Psychose. Insbesondere nach erstmaliger Erkrankung besteht bei Außenstehenden und Betroffenen großer Erklärungs- und Redebedarf. Die Psychose wird unter Umständen als fremd und unheimlich erlebt.

Gerade nahe Verwandte und Freunde wollen es oft nicht wahrhaben, dass bei den Betroffenen Veränderungen eingetreten sind, die etwas mit den schlimmen Wörtern »Psychose« oder »Schizophrenie« zu tun haben. Die Erkrankung wird häufig von allen Seiten lange nicht erkannt oder sogar verleugnet. Nachträgliche Gespräche und rückblickendes Verstehen und Einordnen des Geschehens könnten hingegen erleichternd wirken und im Falle einer erneuten akuten Phase bei allen Beteiligten zu schnellerem Reagieren führen.

Mitteilen, was hilft

Nicht nur über die Inhalte der Psychose kann man reden, sondern auch darüber, welche Unterstützung sich Betroffene in ihrer Krise wünschen. Nur wer weiß, wie der psychotische Mensch in der Krise behandelt werden möchte, kann sich entsprechend verhalten. Ansonsten handeln Vertrauenspersonen wie Professionelle so, wie sie selbst es für richtig halten. Dies mag manchmal, aber längst nicht immer den Erwartungen der Betroffenen entsprechen.

Die Begleitpersonen brauchen von den Psychoseerfahrenen Hinweise über stimmige Unterstützungsmaßnahmen. Wie sollen Vertrauenspersonen und professionell Tätige sich im Krisenfall verhalten, damit die Psychose besser/leichter durchlebt werden kann? Was ist hilfreich, wenn das Erleben durch paranoide Ideen oder Angst bestimmt ist? Was ist unterstützend bei depressiver Verstimmung und Antriebslosigkeit? Welche Reaktionen der Umgebung belasten noch zusätzlich oder verschlechtern das Befinden? Sicherlich sind die diesbezüglichen Wünsche und Erwartungen individuell verschieden und eventuell sogar von

Psychose zu Psychose unterschiedlich. Umso wichtiger ist es, den Außenstehenden Rückmeldungen über ihr Verhalten und die eigenen Bedürfnisse zu geben.

Eine Zusammenstellung verschiedenster Aussagen nach einer Psychose über Bedürfnisse in der psychotischen Phase zeigt, wie vielfältig die Wünsche sind. Nur durch offene Gespräche kann angemessen vorgesorgt werden.

»Ich will, dass man mit mir spricht. Wenn ich in der Klinik bin, reden alle immer nur mit meiner Frau, ich werde übergangen und übersehen, als wenn ich gar nicht da wäre. Alle reden sie nur mit den Angehörigen.«

»Stellt doch mal Fragen, Warum-Fragen, überhaupt mal nachfragen! Als ich in der Klinik durch die Zimmer gerannt bin und Nachtschränke durchwühlt habe, hat mich niemand gefragt, warum ich das mache. Ich habe einfach Kleingeld gebraucht, weil ich dringend telefonieren musste.«

»Ich wünsche mir dann einen Menschen, der sich Zeit nimmt, der sich einfach neben mein Bett setzt.«

»Es ist furchtbar entwürdigend, wenn man betteln muss, um eine Zigarette rauchen zu dürfen. Ich will einfach rausgehen können und eine Zigarette rauchen, wann ich will. Die Macht der anderen ist dann so erniedrigend. Meine Menschenwürde soll geachtet werden.«

»Sprecht in Bildern und steigt in die Themen der Psychose ein. Spinnt einfach mit und fragt nach: Wann wollen Sie denn die Symphonie aufführen? Fragt nach, als wenn ein kleines Kind seine Puppe vorzeigt. Klinkt euch für kurze Zeit ein, dann fühle ich mich verstanden und ernst genommen.«

»Die Massage von einer Freundin hat mir total gutgetan.«

»Ich möchte, dass man dann meine Bedürfnisse akzeptiert.

Ich will zum Beispiel in der Bewegungstherapie nicht zu Aktivität gezwungen werden. Es war gut für mich, mit dem Ball den Rücken massiert zu bekommen, aber die Therapeutin wollte immer, dass ich den Ball werfe.«

»Für mich war es total wichtig, dass mein Therapeut mich auf den Boden der Realität zurückgeholt hat, als ich am Abdriften war. Ich habe dann mit ihm ganz konkret meinen Alltag geplant.«

»Reagiert natürlich! Als ich Tassen an die Wand geworfen habe, hat meine Freundin einfach gesagt: ›Lass das, das stört mich.‹ Genau das habe ich in dem Moment gebraucht. Auch in der akuten Zeit ist ein Gespräch über meine Bedürfnisse möglich. Ich musste weinen und konnte anschließend sagen, dass ich in den Arm genommen werden wollte.«

»Ich finde es wichtig, dass meine Umgebung authentisch ist. Sagt ruhig: ›Du nimmst eventuell mehr wahr als ich, wenn du diese Stimmen hörst.‹ – ›Du fühlst dich sicher sehr allein.‹ Aber sagt nicht: ›Ja, ich spüre die Strahlung auch.‹«

»Das Abspritzen, die Handschellen und die Fixierung habe ich nicht unbedingt als unangenehm erlebt. Ich habe mich in der Psychose sehr machtvoll, als Held gefühlt. Dem Helden macht das alles nichts aus. Im hoch psychotischen Zustand nehme ich diese Gewaltmaßnahmen einfach als Stopp-Schild zum Innehalten wahr. Es ist weniger schlimm als die soziale Stigmatisierung, wenn ich mich danach als Würstchen fühle.«

»Lasst eure Fantasie spielen und überlegt, was die Symbole zu bedeuten haben. Die Stimmen sind ein Zeichen für dahinterliegende Probleme.«

»Als ich völlig in Angst und Aufruhr war, hat es mir so gutgetan, wie eine Krankenschwester meine Füße ganz festgehalten hat. Sie hat gesagt: ›Ich gebe dir von meiner Kraft.‹ Das war schön.«

»In der Psychose hatte ich immer ein ungeheures Bedürfnis nach Berührung. Ich hatte das Gefühl, ich verhungere. Professionelle hätten mir helfen können, wenn sie mich auch mal berührt hätten. Aber sie haben nie gefragt, was mir helfen würde, und ich habe es ihnen nicht gesagt.«

Der Wahnsinn macht Sinn

Was von außen betrachtet häufig befremdlich wirkt, hat für psychoseerfahrene Menschen in ihrer Erfahrungswelt durchaus einen Sinn. Eine Betroffene meint dazu, sie steige keinesfalls aus der Kommunikation aus, sondern kommuniziere lediglich auf einer anderen Ebene – auf einer symbolischen. Wenn sie beispielsweise in der Psychose eine Puppe verbrennt, will sie damit auf ihre Weise etwas Bestimmtes ausdrücken, was eventuell schon während der akuten Phase durch Nachfragen verständlich werden kann.

Das symbolische Erleben und Kommunizieren in der Psychose könnte für die Umgebung größtenteils verständlich sein, wenn sie bereit wäre, sich in diese Welt einzufühlen.

Ein sehr eindrucksvolles Beispiel hierfür liefert der australische Kinofilm *Angel Baby* von Michael Rymer (1995). Kate und Harry, die Hauptpersonen dieses Films, sind beide psychoseerfahren und lernen sich in einer psychiatrischen Einrichtung kennen. Sie verlieben sich ineinander. Es entwickelt sich ein sehr enger Kontakt und ein intensiver Austausch, der auch die gegenseitigen Wahnwelten einbezieht. Kate ist durch einen Zwischenfall an der Kasse eines Supermarktes sehr aufgeregt und wird in diesem Gemütszustand von einem Inline-Skater angefahren.

Sie wird verletzt, aus ihrer Wunde tropft Blut auf den Boden. Der Inline-Skater wischt das Blut mit einem Taschentuch auf. Als sie dies bemerkt, gerät sie in völlige Panik und schreit: »Sie haben mein Blut, sie haben mein Blut! Wenn sie mein Blut haben, haben sie mich!« Ihr Freund Harry verfolgt den Sportler und entreißt ihm das Taschentuch. Er will Kate ihr gestohlenes Blut zurückbringen, diese irrt jedoch von Todesangst getrieben umher. Harry gelingt es schließlich, sie zu finden und durch körperliche Nähe und Umarmungen zu beruhigen. Ihre Angst legt sich erst vollständig, als beide gemeinsam das blutige Taschentuch in der Badewanne verbrennen, damit keine böse Macht mehr Zugriff auf das Blut nehmen kann.

Harry lässt sich vollkommen auf Kates psychotische Welt ein. Es gelingt ihm, seine Freundin zu beruhigen, indem er die körperliche Ebene und die Symbolsprache nutzt. Hier wird sehr einfühlsam dargestellt, wie Verständigung und Unterstützung in der Psychose möglich sind, wenn Vertrauenspersonen über Psychoseinhalte informiert und bereit sind, auf anderen Ebenen als der verbal-kognitiven auf die Betroffenen einzugehen.

Eine andere Psychoseerfahrene verursacht regelmäßig große Aufregung, wenn sie in der Psychose nackt durch die Fußgängerzone marschiert und Flugblätter verteilt. Aus ihrer Sicht ist dies das Natürlichste der Welt; sie fühlt sich nämlich berufen, für die Partei der Liebe zu werben. Und zu einer Gesellschaft, die von Liebe und Toleranz geprägt ist, gehört natürlich die Freiheit, nackt in der Stadt herumzulaufen. Innerhalb ihrer Vorstellungswelt ist ihr Verhalten schlüssig, logisch und sinnhaft. Sie wird jedoch jedes Mal wieder mit Handschellen abgeführt, weil sie sich weigert, unsere gesellschaftlichen Spielregeln zu akzeptieren.

Ein weiterer Betroffener kommunizierte in seinem psychotischen Erleben nur noch »telepathisch« mit seinen Eltern. Da das für sie nicht wahrnehmbar war, bemerkten sie nur, wie er immer stiller wurde und schließlich ganz verstummte. Was die Eltern als Rückzug erlebten, stellte für ihren Sohn nur eine andere Form der Kommunikation dar. Ein strahlendes Blau in den Augen der Mutter war für ihn der Beweis, dass sie die Gottesmutter war. Durch eine Geste konnte sie für ihn den Himmel erhellen und die Sonne am Himmel erstrahlen lassen. Wozu sollte er diese Dinge aussprechen, da Maria und Josef, seine Eltern, doch telepathisch mit ihm in Kontakt standen? Nachträgliche Gespräche über seine Erlebnisse erleichterten es schließlich den Eltern, den vermeintlichen Rückzug besser zu verstehen.

Anregungen (auch zur Klärung der Fragen 24 und 25 des Vorsorgebogens)

1. Wer die Inhalte der Psychose im Zusammenhang der eigenen Lebensgeschichte aufarbeiten will, kann dies gemeinsam mit einer Therapeutin oder einem Therapeuten tun, die Erfahrung in diesem Bereich haben.
2. Wer hat die Psychose miterlebt und sollte aufgeklärt werden über Sinn und Zweck der psychotischen Handlungen und Äußerungen, um Missverständnisse auszuräumen oder Kränkungen zu erklären?
3. Welche Gedanken, Ideen, Gefühle und Handlungen traten während der akuten Phase auf? Welche Erfahrungen könnten für Vertrauenspersonen von Bedeutung sein?
4. Welches Verhalten welcher Personen wäre nach der gegenwärtigen Einschätzung hilfreich? Welches Verhalten war bei vorhergehenden

Krisen unterstützend, welches hat sich eher negativ ausgewirkt? Wünsche und Erwartungen sollten möglichst konkret formuliert werden, zum Beispiel: Wenn du spürst, dass ich Angst habe, dann halte mich ganz fest, bis ich sage, dass es genug ist.

Die Krise nach der Krise

Nach Abklingen der akuten Phase einer Psychose ist »der Spuk« meist noch nicht vorüber, sondern es folgt häufig ein länger anhaltender und depressiv gefärbter Erschöpfungszustand, der auch »postpsychotische Depression« genannt wird. Studien zeigen, dass weit mehr als die Hälfte der an schizophrenen Psychosen erkrankten Menschen depressive Phasen kennt, seien diese nun während der eigentlichen Krise, davor oder danach.

Betroffene mit einer sogenannten affektiven Psychose, die extreme Stimmungsschwankungen kennen, erleben die akuten manischen oder leicht manischen Gefühlszustände in der Regel als angenehm. Als das eigentlich Quälende, als die eigentliche Erkrankung werden die depressiven Episoden erlebt, die meist auf die Manie folgen. Verläufe mit ausschließlich manischen Phasen sind ausgesprochen selten. Etwa ein Drittel der Betroffenen erlebt sowohl manische als auch depressive Phasen; die Mehrheit von etwa zwei Dritteln kennt ausschließlich depressive Zeiten. Das bedeutet, auch die meisten Menschen mit affektiven Psychosen müssen sich mit Depressionen herumschlagen.

Viele fühlen sich in dieser Zeit mutlos, ausgelaugt, niedergeschlagen und wenig leistungsfähig. Dieser quälende Zustand kann mehrere Wochen, Monate oder sogar ein Jahr andauern. Eine Betroffene beschreibt ihre schizophrene Psychose als heftiges Erdbeben, das innerhalb kurzer Zeit viel zerstört, wobei der Wiederaufbau sehr, sehr lange dauert. Führt man sich vor Augen, wie extrem kräftezehrend eine akute Psychose für Körper,

Seele und Geist ist, wird verständlich, dass die Energiereserven hinterher aufgebraucht sind und eine »Regenerationsphase« folgen muss.

Es lassen sich keine eindeutigen Aussagen darüber machen, ob das depressive Befinden nach einer akuten manischen oder depressiven Phase durch unerwünschte Wirkungen der Medikamente, durch die Eigendynamik der Erkrankung oder durch ein Zusammenwirken beider Faktoren bedingt ist. So können Neuroleptika stark dämpfen, den Antrieb vermindern und Depressionen verursachen. Allerdings zeigen Verlaufsbeobachtungen, dass auch schizophren erkrankte Menschen, die nicht medikamentös behandelt wurden, nach ihrer akuten Krise häufig ebenfalls depressive Phasen durchmachten.

Möglicherweise ist der lähmende Gemütszustand auch mitbedingt durch die Konfrontation mit der Erkrankung und der Wirklichkeit nach dem psychotischen »Höhenflug«. Für viele war die Situation vor der Krise so belastend, dass sie darauf nur psychotisch reagieren konnten. Danach hat sich die Situation keineswegs immer entspannt, sondern unter Umständen noch weiter verschärft. Psychiatriekritiker betonen, dass die postpsychotische Depression auch eine Reaktion auf die Erlebnisse in der Psychiatrie sein könnte.

Wahrscheinlich greifen all diese Faktoren ineinander und haben im Einzelfall unterschiedlich großen Einfluss.

Erfahrungen mit der »Krise nach der Krise« können folgendermaßen klingen: »Vor allem nach den ersten Krankheitsphasen kam die absolute Resignation, absolutes Totgefühl, absolute Unlust. Ich wollte morgens nicht mehr aufstehen. Es war oft die Hölle, noch am Leben zu sein. Zu Selbstmordversuchen war ich zu feige, auch zu kaputt und müde.

Als die Wahnideen vorbei waren und ich die Wirklichkeit wieder wahrnehmen konnte, kam bei mir die Enttäuschung und die Entmutigung darüber, wie viel Arbeit mir noch blieb, um die Probleme zu bewältigen, die mich in die Psychose geworfen hatten. Nach der akuten Phase kam das Abschlaffen, der Rückfall in die Enttäuschung, die Rebellion gegen die Krankheit. Ich kenne den Zustand des Schocks nach der Psychose: Du bist immer noch arbeitslos, es hat sich nichts geändert in deinem Leben. Es kam dann die Trauer darüber, dass ich zwar nicht mehr psychotisch, aber immer noch in der Psychiatrie war und immer noch Medikamente nehmen musste, wieder nicht studieren konnte.«

Die durch Neuroleptika verursachte Depression lässt sich am leichtesten behandeln. Sie klingt in der Regel ab, wenn die Dosierung verändert bzw. das Medikament durch ein anderes ausgetauscht wird. Deshalb sollte bei einer depressiven Verstimmung, die während einer neuroleptischen Behandlung auftritt, immer vom Arzt abgeklärt werden, ob sie möglicherweise als unerwünschte Wirkung der Medikamente zu verstehen ist. Auch melancholische Zustände, die eher als »Nachwehen« der psychotischen Krise aufzufassen sind, können natürlich durch antidepressiv wirkende Medikamente behandelt werden. Besonders große Bedeutung kommt hier jedoch der Psychotherapie zu. Mit therapeutischer Begleitung können zugrunde liegende Probleme Schritt für Schritt bewältigt und das Leben neu geordnet werden.

Nach der Krise ist erst mal alles anders: Vielleicht hat sich eine depressive Erschöpfung breitgemacht, die Probleme aus der Zeit vor der Psychose erscheinen nun noch größer, all das, was vorher leicht von der Hand ging, scheint nun kaum zu bewältigen. Ganz wichtig ist es jetzt, geduldig, liebevoll und verständnisvoll mit sich selbst umzugehen. Viele Psychoseerfahrene berichten, dass der meiste Druck, unter dem sie leiden, nicht von außen kommt, sondern dass sie selbst ihn hervorrufen. Es ist gar nicht leicht, die kleinen und kleinsten Schritte positiver Veränderung zu registrieren und damit erst einmal zufrieden zu sein. Zermürbend und wenig hilfreich jedenfalls sind dauernde Vergleiche mit anderen Menschen oder mit der eigenen Leistungsfähigkeit vor der Krise.

Ein Betroffener, der die depressive Trümmerstimmung sehr gut kennt, verrät im Folgenden sein »Wiederaufbaurezept«:

»Manchmal hat mir Viktor Frankl geholfen mit seiner Idee, die Krise als Chance zu nutzen, aber in vielen Phasen kam mir das Leben wirklich sinnlos vor. Trotzdem wollte ich nicht aufgeben! Geholfen hat mir dann, die kleinen Dinge zu sehen, die noch da sind, und sich an diesen Dingen aufrichten. Und im Jetzt zu leben. Das ist kein Schlagwort, sondern meint: dem heutigen Tag etwas Sinn und Freude abgewinnen, mehr nicht. Gedanken an die Zukunft kommen ganz von allein. Es ist auch legitim, sich mal fallen zu lassen, sich zu gönnen, dass es einem dreckig geht, ohne Schuldgefühle. Wenn man es sich wieder zutraut, kann man vorsichtig Bilanz ziehen, die Wirklichkeit wahrnehmen.

Dann tauchen Fragen auf: Was ist kaputt? Was ist nicht mehr zu retten? Was ist erhalten? Was gibt Sinn? Wichtig ist es, Fäden zu suchen, die nach vorne führen, und das zu suchen, was geblieben ist, was ein bisschen Freude macht.«

Wie viel Zeit man sich gönnen darf oder muss, um dem Alltag wieder gewachsen zu sein, dafür gibt es keine allgemeine Regel. Aber wenn die Stimmung auch noch so hoffnungslos und niedergedrückt sein sollte, die Erholung und Besserung der Gemütslage kommt, davon kann man getrost ausgehen.

Das Selbstwertgefühl ist unter Umständen stark angeknackst und will langsam wieder aufgebaut werden. Dabei helfen in jedem Fall Aktivitäten: Vielleicht gibt es Interessen oder Hobbys, die in letzter Zeit brachlagen und wieder aufgenommen werden könnten. Es kann hilfreich sein, darüber nachzudenken, was nach früheren Krisen gutgetan hat. Eine Betroffene berichtet beispielsweise, dass sie während der Psychose ihr Körpergefühl verliere. In der Zeit danach sei ihr intensive Körperpflege, wie ausgiebiges Eincremen oder Haarkuren, sehr wichtig, um sich wieder spüren zu können. Eine andere Frau erinnert sich, dass ihr das Musikmachen schon oft geholfen habe, ihr Gleichgewicht nach der Krise wiederzufinden. Zumeist decken sich die Tätigkeiten mit dem, was grundsätzlich wohltuend und gesund erhaltend wirkt (siehe das Kapitel »Was kann ich tun, damit ich mich wohl fühle?«).

Es lohnt sich zu überlegen, was sich erfahrungsgemäß nach Krisen negativ auswirkte, um frühere Fehler nicht zu wiederholen. So berichtet eine Psychoseerfahrene, dass sie nach ihrer letzten Krise erst sehr spät wieder ihre Arbeit aufgenommen habe, weil sie sich noch erholen wollte. Dies führte jedoch dazu, dass sie viel allein zu Hause war und wieder psychotische Ideen entwickelte.

Häufig werden während der akuten Krise Kontakte zu Freunden, Bekannten, Verwandten und professionellen Helfern abgebrochen. Sicher kann der eine oder andere Kontakt wieder aufgenommen werden. Regelmäßiger Austausch mit guten Freunden und Bekannten trägt wesentlich zur Gesundung bei und stellt wieder einen Alltag her.

Zusammenfassend ist es wichtig, in der Alltagsgestaltung einen individuellen Mittelweg zwischen überhöhten Leistungsansprüchen und Überforderungssituationen einerseits (etwa gleich wieder hundertprozentig arbeiten zu wollen) und Unterforderung, Rückzug und Resignation andererseits zu finden (gar nicht mehr zur Arbeit zu gehen). Im Gespräch mit professionellen Helfern oder Freunden lässt sich herausfinden, welche Anforderungen nötig sind und aufbauend wirken und welche Aufgaben gegenwärtig noch zu belastend sind.

Die meisten Betroffenen gewinnen nach einem längeren oder kürzeren Übergangszeitraum ihre ursprüngliche Leistungsfähigkeit zurück. Einige müssen sich jedoch an vorübergehende oder dauerhafte Beeinträchtigungen gewöhnen. So hören manche Psychoseerfahrene auch nach ihrer akuten Phase weiterhin Stimmen, sind weniger konzentriert oder schneller ermüdet. Sich mit derartigen Einbußen abzufinden ist nicht leicht, es gelingt aber eher, wenn man sich Unterstützung sucht.

Unterstützung von außen

Nach der Krise sieht man oft äußerlich wieder »ganz normal« aus, ist aber innerlich doch noch ziemlich angeschlagen. Bei einem Beinbruch trägt man über Wochen hinweg einen Gipsverband, an dem andere die Erkrankung und die damit einhergehende geringere Belastbarkeit erkennen können. Die meisten psychoseerfahrenen Menschen hingegen erscheinen nach ihrer

Krise wieder gesund und voll belastbar. Gerade weil äußerlich alles so unauffällig ist, sehen sie sich oft ungeduldigen Forderungen ausgesetzt. »Jetzt streng dich mal an!« ist ein Ausspruch, den viele Betroffene nicht mehr hören können.

Angehörige können den Druck nehmen, indem sie Leistungseinbußen als krankheitsbedingt erkennen und verständnisvoll nachfragen, wo gerade die Schwierigkeiten liegen. Vorwürfe machen sich die meisten Betroffenen schon selbst genug. Zutrauen und Glaube an die Fähigkeiten des Gegenübers, möglichst ohne negative Kritik und Bevormundung, machen ein Klima aus, das die Erholung nach der Krise fördert. Das bedeutet nicht, dass die Betroffenen nicht gefordert und motiviert werden sollten oder dass man ihnen alle Aufgaben abnehmen soll. Nach der Devise »So viel Selbsthilfe wie möglich, so viel Fremdhilfe wie nötig« sollten Vertrauenspersonen erst dann Verantwortung übernehmen, wenn Betroffene diese nicht mehr tragen können.

Menschen aus der Umgebung des Betroffenen – nahe Angehörige, Vertrauenspersonen, aber auch Arbeitskollegen und Nachbarn – sind nach der Krise oft verunsichert und wissen nicht, wie sie mit den Betroffenen umgehen sollen. Vorurteile und Unsicherheit mischen sich und führen manchmal zum Rückzug der Mitmenschen. Welchen Belastungen der Betroffene gewachsen ist, das muss er selbst herausfinden und anderen mitteilen, damit sie sich darauf einstellen können. Manchmal müssen auch Kompromisse zwischen den berechtigten Erwartungen der Angehörigen und denen der Psychoseerfahrenen gefunden werden.

Eine Betroffene antwortete auf die Frage, wie Freunde und Angehörige sich ihr gegenüber nach der Krise verhalten sollen: »Na, ganz normal natürlich, was denn sonst!« Sie erlebte es als sehr kränkend, dass ihre Eltern ihr nach der ersten Krise lange nicht zutrauten, im Anschluss an den Klinikaufenthalt wieder in ihre eigene Wohnung zurückzukehren.

Wie sag ich es den anderen?

»Als ich das letzte Mal aus der Psychiatrie zurückkam, hat mich meine Nachbarin nicht mehr gegrüßt.«

»Als ich das Wort ›Schizophrenie‹ ausgesprochen hatte, ist er einfach rausgegangen.«

Soll man sich angesichts solcher Reaktionen der Umgebung als psychotisch, manisch-depressiv oder depressiv erkrankt zu erkennen geben? Viele Menschen reagieren auf diese Begriffe immer noch wie bei einer ansteckenden Krankheit und distanzieren sich, auf jeden Fall läuten bei ihnen die Alarmglocken. Dass Psychoseerfahrene ihre Krankheit überwinden können, dass sie kreativ und leistungsfähig sein können, das wissen die wenigsten. Wie also mit solchen Reaktionen umgehen? Wem davon erzählen?

Ganz gleich, weshalb jemand in der Psychiatrie war, allein die Tatsache, in der »Klapse«, im »Irrenhaus« gewesen zu sein, wirkt immer noch als Stigma. Insbesondere in ländlichen Regionen, wo sich Klinikaufenthalte schwer verbergen lassen, werden ehemalige Patientinnen und Patienten mit Vorurteilen konfrontiert und spüren den Rückzug ihrer Umgebung. Wegen der bestehenden Vorbehalte ist es sicherlich ratsam, mit Informationen an Dritte vorsichtig zu sein, zumindest zu überdenken, welchen Mitmenschen man wie viel anvertrauen möchte.

Allerdings können die Vorurteile nur aufgeweicht werden, wenn Psychoseerfahrene in der Öffentlichkeit und im privaten

Umfeld selbstbewusst zu ihrer Erkrankung stehen und anderen Menschen vorleben, dass auch mit oder nach einer solchen Erkrankung ein erfülltes und selbstständiges Leben möglich ist, dass nicht zwangsläufig berufliches und familiäres Scheitern und lebenslange Erkrankung die Folge sind.

Wenn man sich einmal entschieden hat, über seine psychische Erkrankung und die damit verbundene Behandlung zu sprechen, dann muss man die richtigen Worte finden, um der Umgebung ein realistisches Bild von psychischen Erkrankungen zu vermitteln. Dazu ist es notwendig, sich in den Gesprächspartner hineinzuversetzen: Welche Informationen braucht er von mir? Welche Begriffe sollte ich vermeiden, weil sie ihm Angst machen? Welche Vorurteile hat er, die ich entkräften kann? Manchmal bedarf es nur einer ausführlichen Erklärung, um Voreingenommenheit abzubauen. So wissen die meisten Menschen nicht, wie es heute in psychiatrischen Krankenhäusern ausschaut. Wer solche Einrichtungen jedoch von innen kennt, kann von den inzwischen sehr vielfältigen Therapieangeboten in Kliniken berichten, wo »Irre« längst nicht mehr angekettet und in kalte Wasserbecken getaucht werden.

Die eigenen Psychosen zu schildern stellt eine weitere Hürde dar. Problematisch für die Kommunikation mit Außenstehenden ist häufig das eigene Selbstbild. Wer von sich selbst glaubt, minderwertig zu sein, weil er eine oder mehrere psychotische Phasen durchlebt hat, kann sich nach außen auch nur als »psychisch behindert« darstellen. Hier sind zusätzliche Informationen über Krankheitsverläufe und Behandlungsmöglichkeiten sowie gegebenenfalls Unterstützung durch andere Betroffene oder Psychotherapie notwendig, um das Selbstwertgefühl wieder aufzubauen.

In Gruppen können Erfahrungen ausgetauscht werden, wie sich am besten über Psychosen und Behandlungsformen erzählen lässt. Es kann in Rollenspielen geübt werden, welche Worte »wenig abschreckend« auf Dritte wirken und welche Informationen zum Verständnis notwendig sind. So ist es ganz wesentlich, Laien mitzuteilen, dass eine Psychose »phasisch« verläuft, also keine anhaltende Erkrankung bedeutet, und dass die Krise inzwischen vorüber ist. Wenn eine gute Beziehung zum Gesprächspartner besteht, können ohne Weiteres auch die ehemaligen oder zum Teil noch vorhandenen Beschwerden wie Angst oder Schlafstörungen beschrieben werden. So wird übersteigerten Fantasien über Gewaltbereitschaft oder Unberechenbarkeit psychisch kranker Menschen vorgebeugt und entgegengewirkt.

Wie geht man mit dem Thema der Psychoseerfahrung am Arbeitsplatz oder bei Vorstellungsgesprächen um? Wenn die Erkrankung sicher überstanden ist und keine Restbeschwerden verblieben sind, besteht bei Vorstellungsgesprächen kein Grund dafür, von sich aus das Gespräch auf dieses Thema zu bringen. Man würde sich damit nur Nachteile einhandeln und die eigenen Chancen verschlechtern. Bringt der Arbeitgeber selbst das Gespräch auf Ausfallzeiten oder Krankheiten, ist es hilfreich, so allgemein wie möglich in das Thema einzusteigen. Etwa: »Ich war krank und musste deswegen für drei Monate in die Klinik.« Formulierungen wie »psychische Krise aufgrund schwieriger Lebensumstände« sind empfehlenswert, weil sie hervorheben, dass die Erkrankung vorübergehend und auch situativ war. Außerdem kann jeder davon betroffen sein. Negativ behaftete Begriffe wie »Psychiatrie« oder »chronische Krankheit« sind besser zu vermeiden.

Bei deutlich verminderter Leistungsfähigkeit ist es empfehlenswert, mit offenen Karten zu spielen. Durch verkrampftes Vertuschen oder eine innere Einstellung wie »Hoffentlich sehen die anderen nichts« handelt man sich leicht Misserfolge ein. Jedoch ist es ebenso wenig empfehlenswert, mit der psychischen Erkrankung hausieren zu gehen und dem potenziellen Arbeitgeber zu vermitteln, dass er sich eine psychisch kranke Person in den Betrieb holt. Idealerweise hat man die Krankheitsgeschichte gut verarbeitet und akzeptiert. Auf dieser Grundlage können Fähigkeiten und Stärken überzeugend vermittelt werden, genauso auch jene Bereiche, die Rücksichtnahme erfordern.

Kehren Betroffene nach längeren Krankheitsphasen an den alten Arbeitsplatz zurück, gilt das Gleiche. Arbeitskollegen und Vorgesetzte können sich nur auf eine veränderte Belastbarkeit einstellen, wenn relativ offen darüber gesprochen wird. Arbeitgeber haben die Möglichkeit der Kündigung, wenn die Erkrankung verschwiegen wurde und gleichzeitig die Arbeitsschutzbestimmungen nicht mehr gewährleistet sind. Das ist beispielsweise der Fall, wenn ein Betroffener etwa in seiner Konzentration und seinem Reaktionsvermögen stark eingeschränkt ist und an einer schnellen Maschine arbeitet, somit Unfallgefahr besteht.

Jeder Arbeitnehmer kann sich selbst fragen, ob er die geforderten Aufgaben selbstständig, ohne größere Ausfallzeiten und ohne eigenes Gesundheitsrisiko erledigen kann. Für psychoseerfahrene Arbeitnehmer oder Arbeitsuchende entsteht so das Dilemma, dass sie bei Stillschweigen ebenso wie bei Offenlegung der Erkrankung ihren Arbeitsplatz verlieren können bzw. gar nicht erst bekommen. Wer sich in einer solchen Situation befindet, sollte individuellen Rat bei Fachleuten einholen, etwa bei einem Sozialpsychiatrischen Dienst. Diese oder ähnliche Einrichtungen gibt es in den meisten größeren Orten.

Bei starken, überdauernden Einbußen bezüglich der beruflichen Leistungsfähigkeit ist es unerlässlich, über die Schwierigkeiten offen zu sprechen. Nur so erhält man Zugang zur Reha-Abteilung der Agentur für Arbeit, zu spezialisierten Arbeitsvermittlern und beschützten Arbeitsplätzen.

Teil III: Selbsthilfe und Vorsorge
Vorschläge, Erfahrungen, Hintergründe

Hier in der Anstalt hat unsere Sprache versagt,
dennoch brechen wir auf
zum Gestade der Sehnsucht.
Günter Neupel

Brigitte Weiß

»Mein Krisenkonzept« nenne ich die Möglichkeit, die jeder selbst hat, sein soziales Umfeld so zu strukturieren, dass im Krisenfall Notwendigkeiten und Bedürfnisse abgesichert sind.

Im Mittelpunkt steht die Frage: Zu wem habe ich Vertrauen? Wie werden im Krisenfall meine Bedürfnisse und die Notwendigkeiten meines Alltags am sichersten in meinem Sinne erfüllt?

Zu diesen Überlegungen kam ich, als ich merkte, dass oft in Krisen irgendjemand irgendetwas über mich und meine Angelegenheiten verfügte – meist ohne dabei auf meine Wünsche Rücksicht zu nehmen. Vieles, was mir wichtig erschien, blieb liegen. Anderes wurde ganz anders geregelt, als es mir lieb gewesen wäre. Man ging mit mir um wie mit einem Gegenstand, hielt Freunde von mir fern und versteckte mich.

Über viele Jahre hinweg arbeitete ich an diesem Strukturierungsprozess. Er ist bis heute nicht abgeschlossen. Eigentlich wird er nie abgeschlossen sein. Er bleibt eine dauernde Aufgabe für mich. Daher auch »Konzept«, was so etwas wie »schriftlicher Entwurf, vorläufige Fassung« heißt. So wie das ganze Leben ein Fortschreiten ist, so schreiten auch die Bedürfnisse eines Menschen fort; somit kann eine Absicherung der Bedürfnisse auch nie als abgeschlossen gelten. Dass ich diesen Bestrebungen einen Namen gegeben und sie zu Papier gebracht habe, liegt daran, dass viele Psychiatrieerfahrene großes Interesse an diesen Überlegungen gezeigt haben und mich immer wieder gebeten haben, wichtige Punkte zusammenzuschreiben, als Gedächtnisstütze, als Nachschlagewerk.

Das Krisenkonzept hat nichts mit dem Behandlungsvertrag (Behandlungsvereinbarung) oder mit dem Psychiatrischen Testament zu tun. Es geht um Selbsthilfe in Reinform. »Die eigene Sache in die Hand nehmen« war meine Grundidee, als ich anfing, darüber nachzudenken, wie sich etwas ändern kann an der totalen Hilflosigkeit, Entmündigung und Unsicherheit, in die mich Krisen immer wieder brachten.

Strukturierungsvorschläge

Alle nachfolgenden Punkte verstehen sich als Anstöße. Sie müssen für jeden individuell abgeändert, ergänzt, gekürzt oder anderweitig modifiziert werden. Auf keinen Fall hat die hier angegebene Reihenfolge Priorität.

Und ganz wichtig: Wer anfängt, in diese Richtung zu denken, sollte sich selbst viel Zeit und Geduld gönnen. Es handelt sich hierbei nicht um einen Arbeitskatalog, den man möglichst rasch als erledigt abhaken muss.

Nun die Punkte im Einzelnen:

1. Ein Psychiatrieerfahrener könnte sich überlegen und aufschreiben:

- Wer lebt in meinem Umfeld, zu dem ich Vertrauen habe?
- Was kann ich wem anvertrauen (Geld, Wohnung, Tiere)?
- Wer geht in Krisen mit mir um? Wie hätte ich es gerne?
- Wer soll informiert werden, falls ich in eine Klinik eingewiesen werde? Wer nicht?
- Welcher Arzt soll hinzugezogen werden, bevor über eine Klinikeinweisung entschieden wird?

- Möchte ich vorrangig zunächst zu einem (meinem) Arzt oder in eine bestimmte Klinik gebracht werden?
- Wem könnte ich Vollmachten erteilen (siehe unten)?

2. Wenn man sich über die Punkte klar geworden ist, kann man darangehen, mit diesen Menschen ins Gespräch darüber zu kommen, inwieweit sie bereit sind, diese Rolle zu übernehmen. Wie kann abgesichert werden, dass ich in die gewünschte Klinik, zum Arzt usw. gebracht werde? Wer sich um meine Wohnung, Gelder, Kinder, Tiere usw. kümmern soll, muss in krisenfreien Zeiten entsprechend informiert, eingeführt und eingeübt werden, damit auch wirklich meine Wünsche erfüllt werden.
3. Jeder von uns sollte sich ernsthaft mit der Möglichkeit befassen, dass eine »Betreuung« ausgesprochen wird. Ein Verdrängen dieser Möglichkeit hat im Ernstfall zur Folge, dass über uns verfügt wird. Besser ist es, im Vorfeld, in guten Tagen, beim Vormundschaftsgericht eine Betreuungsverfügung zu hinterlegen, in der steht, wer Betreuer werden soll, im Falle des Falles.

   Fragen sind:

- Wer hätte mein Vertrauen für eine Betreuung in Vermögensfragen?
- Wer für Personensorge?
- Wer für das Aufenthaltsbestimmungsrecht?
- Wer für Zuführung zur Heilbehandlung?
- Wen möchte ich auf keinen Fall als Betreuer?

Es besteht die Möglichkeit, eine Betreuung ganz zu vermeiden, indem ich selbst jemanden bevollmächtige. Man kann Vollmachten (am besten schriftlich) erteilen für Finanz- und Vermögensangelegenheiten, Rechtsgeschäfte, Personensorge und persönliche Angelegenheiten. Zum Beispiel habe ich zwei Bekannten die Vollmacht erteilt, mir in Absprache mit meinem ambulanten Psychiater oder Hausarzt im Krisenfall Medikamente zu geben. (Wenn ich eine Vollmacht erteile, dass meine Wohnung im Ernstfall aufgelöst werden kann, dann benötigt der Bevollmächtigte dazu keine Genehmigung des Richters, im Gegensatz zum Betreuer.)

Bei Gericht gibt man dann eine Betreuungsverfügung ab, in der nach der Benennung des gewünschten Betreuers steht, für welche Bereiche eine Betreuung unterbleiben kann, weil Vorsorge in Form von Vollmachten getroffen ist (angeben, welche Vollmacht und an wen!). Derzeit ist allerdings nur in wenigen Bundesländern, zum Beispiel in Bayern, die Hinterlegung einer Betreuungsverfügung beim zuständigen Amtsgericht gesetzlich geregelt. Man hat sich den sinnigen Namen »Patientenschutzbrief« dafür ausgedacht.

Eventuell sollte man zwei Personen eine gemeinsame Vollmacht erteilen. Das erleichtert den Bevollmächtigten die Sache, weil nicht allein entschieden werden muss, und außerdem bietet dies mehr Sicherheit vor Missbrauch. Inzwischen gibt es zusätzlich die Möglichkeit, die Vorsorgevollmacht beim Zentralen Vorsorgeregister zu melden.

Es ist auch möglich, eine Vertrauensperson zur richterlichen Anhörung hinzuzuziehen. Die Anhörung findet vor dem Aussprechen einer Betreuung statt. Wer aber erst über diese Person nachzudenken beginnt, wenn der Richtertermin schon angesetzt ist, die Krise schon zugeschlagen hat, dann ist es zu spät.

Hilfreich ist bei allen Unterpunkten, sich mit dem Betreuungsrecht näher zu befassen.

4. Psychiatrieerfahrene Frauen, die Kinder haben, sollten regeln, wer sich um die Kinder kümmern kann, und auch die Kinder auf diese Möglichkeit vorbereiten (das kann verhindern, dass die Kinder in Heime kommen bzw. der Mutter weggenommen werden).
5. Auf jeden Fall sollten Alleinlebende einen Wohnungsschlüssel bei einer Vertrauensperson hinterlegen. Das ist nicht nur praktisch, wenn man sich mal ausgesperrt hat oder verreist ist, sondern auch hilfreich in Krisenfällen. Es kann jemand in die Wohnung, um zu helfen. Während Klinikaufenthalten ist so sichergestellt, dass Blumen gegossen, Tiere versorgt, Fenster geschlossen sind, der Briefkasten geleert wird usw.
6. Ein anderer Überlegungsansatz kann sein: Welche Erfahrungen aus früheren Krisen müssen berücksichtigt werden, wenn die -nächste Krise ambulant behandelt werden soll?

- Welcher Arzt hilft mir?
- Welche Freunde halten Kontakt?
- Wo liegen die Grenzen, die andere in diesem Rahmen nicht überschreiten können, wollen, sollen?

7. Hilfreich ist es, eine Liste anzufertigen mit Namen, Adressen, Telefonnummern all der Menschen, die in dieses Konzept eingebunden sind. Dazu Ärzte, der Sozialpsychiatrische Dienst, Teestube, sonstige professionelle Helfer des Vertrauens usw. Diese Liste sollten alle Beteiligten haben, damit sie sich im Ernstfall in Verbindung setzen können.
8. Für diejenigen, die an ihrem Arbeitsplatz nicht verheimlichen müssen, dass sie Psychiatrieerfahrene sind, ist eine Idee, solch eine Liste auch dem Vorgesetzten zu überlassen. Das nimmt in der Firma die Angst vor der Krankheit, weil An-

sprechpartner bekannt sind. Mein Vorgesetzter äußerte zum Beispiel Erleichterung, als er so eine Liste bekam. Er hatte sich schon Gedanken darüber gemacht, was zu tun sei, wenn ich am Arbeitsplatz in eine Krise geriete. Ein andermal, als ich mehrere Tage unentschuldigt fehlte, wandte er sich an eine der aufgeführten Vertrauenspersonen. Diese konnte ihm mitteilen, dass ich, weit weg von München, in einer Klinik war. So galt ich als entschuldigt, was arbeitsrechtlich wichtig ist. Außerdem rief man mich regelmäßig an, was mir guttat, da ich dort natürlich keinen Besuch bekam.

9. Die Anschrift einer Vertrauensperson sollte immer in der Brieftasche sein, etwa auf der Rückseite des Organspendeausweises oder in einem Krisenpass (siehe Anhang). Dies gilt vor allem, wenn es sich nicht um die engsten Familienangehörigen handelt, da diese in der Regel zuerst verständigt werden. Mir persönlich hat das schon zweimal geholfen, als ich weit weg von zu Hause in eine Klinik kam. Das dortige Personal hat sich an diese Person gewandt, nicht an meine Verwandtschaft. So wurde ein umgehender Rücktransport veranlasst, ohne längeren Klinikaufenthalt.
10. Das einfachste, aber trotzdem sehr hilfreiche Mittel für jeden Psychiatrieerfahrenen ist der Krisenpass. Mit wenig Aufwand kann man wichtige Informationen und Wünsche dokumentieren, zum Beispiel Erfahrungen mit Medikamenten, Personen, die benachrichtigt werden sollen, Behandlungswünsche usw.
11. Wenn die zuständige Klinik die Möglichkeit einer Behandlungsvereinbarung anbietet, sollte man sich die Unterlagen zunächst zuschicken lassen und prüfen, ob sie einem sinnvoll erscheinen.

12. Der Vollständigkeit halber sei auch noch einmal dringend auf die Möglichkeit hingewiesen, eine Patientenverfügung zu verfassen.

Diese Punkte haben hoffentlich einen kleinen Einblick vermittelt, was ich mit »Strukturierung des persönlichen Umfeldes« meine, und damit, seine Sache selbst in die Hand zu nehmen.

Das Wichtigste, so habe ich all die Jahre festgestellt, ist die Pflege des Kontaktes zu den Menschen, die man in seinen Plan eingebaut hat. Es ist nicht nur unerlässlich, Absprachen zu treffen, Wünsche, Bedürfnisse, Krisenerfahrungen und Ängste zu vermitteln, sondern die alltägliche Freundschaftspflege muss Grundlage dieser Vertrauensbasis bleiben.

Immer wieder sollte man zudem überdenken, ob nicht Änderungen, Ergänzungen, Umstrukturierungen nötig sind. Auch das meinte ich, als ich eingangs über den andauernden, tendenziell unabgeschlossenen Prozess gesprochen habe.

Meine Erfahrungen und Ideen anderer

Vor vielen Jahren machte ich eine Erfahrung, die mich dazu bewogen hat, erstmals diese Ideen auch schriftlich zu verbreiten, damals in Form eines kopierten Blattes. 1994 habe ich in München, zusammen mit einer weiteren Frau, erstmals ein derartiges Konzept erarbeitet. Wir hatten ein ganzes Blatt voll von Aufgaben und Namen gesammelt. Diese Frau stand zu dem Zeitpunkt unter Betreuung. Ein großes Anliegen war ihr, diese Betreuung aufheben zu lassen. Deshalb hatte sie einen Termin beim Richter. Auf die Frage, wie sie denn ihr Leben künftig gestalten wolle, zog sie das Blatt heraus und erläuterte den Sinn der Aufstellung. Den Richter hat diese Arbeit so beeindruckt, dass er die Betreuung mit sofortiger Wirkung aufhob.

Eine interessante Idee hat eine manisch-depressive Frau in die Tat umgesetzt. In manischen Phasen ist sie oft verleitet, zu viel Geld auszugeben oder Gegenstände zu verschenken. Sie hat sich nun selbst dadurch geschützt, dass sie sich keine Kreditkarten mehr aushändigen lässt, Schecks nur noch gemeinsam mit einer Vertrauensperson unterschreiben kann (so etwas kann man mit jeder Bank vereinbaren) und auch größere Geldbeträge nur in Gemeinschaft mit dieser Person abheben kann. Außerdem hat sie eine Freundin gebeten, sie regelmäßig zu besuchen und darauf zu achten, ob Dinge in ihrer Wohnung fehlen, die sie wieder verschenkt haben könnte.

Mir persönlich hat die Strukturierung meiner Umgebung sehr viel mehr Sicherheit gebracht. Mir ist die Angst vor der Krise genommen. Ich weiß nun, dass in jedem Fall Menschen da sind, die in meinem Sinne handeln. Ich weiß, dass in meiner Wohnung alles in Ordnung ist, dass meine Angelegenheiten in meinem Sinne geregelt werden. Vor allem aber weiß ich auch, dass im Fall einer neu auftretenden Krise Menschen um mich sind, die mit mir menschlich umgehen. All das sind beruhigende Faktoren.

Der wichtigste Teil jedoch ist ein ganz anderer, der mit dem Konzept als solchem nur am Rande zu tun hat: Durch die Suche nach Vertrauten und die dazugehörigen Gespräche haben sich Menschen aus meinem Umfeld als echte Freunde entpuppt. Nicht nur als Vertraute in Sachen psychischer Erkrankung wurden sie für mich unentbehrlich, sondern als Freunde in allen Lebensbereichen.

Noch ein anderer wichtiger Punkt ist für mich Wirklichkeit geworden: Verwandtschaft und frühere Nachbarschaft halten sich inzwischen völlig aus dem gesamten Umfeld meiner Krankheit heraus. Mein allererster Schritt hin zur Umgestaltung meines sozialen Umfeldes war damals, dass ich zu Hause ausgezogen bin und mir in meinem neuen Wohnumfeld neue Kontakte aufbaute. Das muss nicht für jeden der richtige Anfang sein, für mich aber war das wichtig. Menschen, die mich früher in Krisenzeiten so behandelten, wie ich es gerade nicht wollte, haben durch meine konsequente Eigeninitiative gelernt, sich nicht mehr einzumischen, meine Entscheidungen zu akzeptieren und mich mit ihren Vorstellungen über meine Erkrankung zu verschonen.

Und es geht doch! Ausblick

Seit ich mein Konzept schriftlich verbreite, mache ich immer wieder die gleiche Erfahrung mit denjenigen, die es lesen. Die erste Reaktion ist: Ich habe keine Freunde, ich kenne niemanden, mir hilft keiner usw. Viele sind dann schnell damit bei der Hand, sich mit diesem Thema gar nicht mehr weiter beschäftigen zu wollen; dabei stellt sich bei näherem Hinsehen beinahe immer heraus, dass es durchaus Menschen im Leben jedes Psychiatrieerfahrenen gibt, zu denen solche Vertrauensverhältnisse aufgebaut werden können.

So mancher Betroffene fühlt sich auch überfordert von der Fülle der verschiedenen Anregungen. Nur selten gelingt es mir, deutlich zu machen, dass auch ich nicht in wenigen Tagen das alles geschafft habe, dass das eine oder andere sogar noch gar nicht verwirklicht ist. Wenn ich erzähle, dass acht bis zehn Jahre Kleinarbeit hinter dem steht, was ich heute mein Krisenkonzept nenne, dann ernte ich zwar oft Bewunderung, aber die Tendenz zur Resignation bleibt.

Aus diesem Grunde freue ich mich besonders, dass längst ein Ansatz wie der Vorsorgebogen entstanden ist. Hier ist in ähnlicher Richtung ein Weg zu mehr Selbstständigkeit der Betroffenen eingeschlagen worden. Professionelle Stütze, die für viele Psychiatrieerfahrene doch sehr wichtig ist, kann so eventuell hinführen zu mehr Eigeninitiative und Ausdauer.

Mehr Selbstbestimmung auf dem Weg zu mehr Selbstbewusstsein und selbstverantwortetem Umgang mit psychischen Störungen können meiner Meinung nach ein wichtiger Schritt sein zu psychischer Stabilisierung. Aber auch zum Abbau von Vorurteilen gegen psychisch Kranke können die Psychiatrieerfahrenen selbst viel beitragen, wenn sie beweisen, dass sie verantwortungsvoll mit ihren eigenen Angelegenheiten umgehen. Dazu gehört die realistische Vorsorge für Krisenzeiten. Zumindest die engere Umgebung (Nachbarn, Freunde, Verwandte) sieht, dass wir durchaus in der Lage sind, für uns selbst zu sorgen; ihr Vorurteil, man müsse uns alles abnehmen und uns bevormunden, wird durch die Realität entkräftet.

Viele der angesprochenen Punkte der Vorsorge wären auch wichtig für Menschen ohne psychische Probleme. Wie schnell ist ein Mensch nach einem Unfall oder durch Altern nicht mehr in der Lage, seine Angelegenheiten selbst zu regeln! Meine persönlichen Ideen und Erfahrungen wollen in Form dieses Krisenkonzeptes anderen Anregung sein.

Karl-Ernst Brill (†)/Überarbeitung: Rolf Marschner

Um die Bandbreite der juristischen Möglichkeiten der Vorsorge zu verdeutlichen, möchte ich mit zwei Beispielen beginnen.

BEISPIEL Petra Stein wird hoch psychotisch in die Psychiatrie eingeliefert. Da die Ärzte ihren Aufenthalt für dringend notwendig halten, sie selbst aber sofort wieder entlassen werden möchte, wird von der Klinik ein Betreuungsverfahren eingeleitet, um die aus ärztlicher Sicht notwendige Behandlung durchführen zu können. Da sie keinerlei Auskünfte geben kann, wen sie sich als Betreuer wünscht, wird ihre Mutter benannt. Trotz des gespannten Verhältnisses, das beide zueinander haben, ist die Mutter bereit, die Betreuung zu übernehmen. Sie hofft, dadurch wieder mehr Kontakt zur Tochter zu bekommen. Petra fühlt sich ihr gegenüber jedoch wieder als unmündiges Kind, das keine eigenen Entscheidungen treffen darf. Sie reagiert aggressiv und will keine ihrer Entscheidungen akzeptieren. Als die Betreuung in einer längeren Gesundheitsphase schließlich aufgehoben wird, entschließt sich Petra, eine Betreuungsverfügung zu hinterlegen. Darin schlägt sie ihre Schwester Sabine als Betreuerin vor, zu der sie ein gutes Verhältnis hat. ■

BEISPIEL Stefan Burg ist seit einigen Wochen in der psychiatrischen Klinik. Er wurde eingeliefert, nachdem er im manischen Zustand in einen Kaufrausch geraten war und innerhalb von drei Tagen 10 000 Euro von seinem Konto abgehoben hatte. Das Klinikpersonal überlegt, ob eine Vermögensbetreuung eingerichtet werden sollte, um Stefan in Zukunft vor solchen Folgen seines manischen Verhaltens zu schützen. Es stellt sich jedoch heraus, dass sich Stefan bereits eigene Gedanken dazu gemacht hat. Er möchte seinen Vater bevollmächtigen, sein Sparguthaben zu verwalten. Außerdem will er mit der Bank eine Abmachung treffen, dass er größere Geldbeträge ausschließlich mit Gegenzeichnung seines Vaters abheben kann. So hat er sich selbst vor negativen Folgen seiner Manie geschützt und braucht keinen Betreuer. ■

Wer in eine schwere psychische Krise gerät, befindet sich in einer Situation, die Kontrolle über eigene Handlungen zu verlieren und damit letztlich nicht mehr die volle Verantwortung für sich übernehmen zu können. Damit trotz einer solchen Lebenslage eigene Wünsche und Vorstellungen berücksichtigt werden, gibt es unterschiedliche rechtliche Möglichkeiten der Vorsorge.

Ist jemand über einen längeren Zeitraum nicht in der Lage, die eigenen Angelegenheiten zu besorgen, kann ein rechtlicher Betreuer bestellt werden, der dann in einzelnen oder mehreren vom Gericht bestimmten Aufgabenbereichen (etwa Geldangelegenheiten, Inanspruchnahme von Hilfen, Zustimmung zu Behandlungsmaßnahmen) tätig wird. Damit nun in einer solchen, meist recht unerwartet eintretenden Lebenslage eigene Wünsche berücksichtigt werden können, sollte durch eine sogenannte Vorausverfügung Vorsorge getroffen werden.

Die Bedeutung der Vorsorge wurde unter anderem mit der Reform des Vormundschafts- und Pflegschaftsrechts für Volljährige und dem Inkrafttreten des Betreuungsrechts zum 1. Januar 1992 hervorgehoben. Mit dieser Gesetzesreform wurden die Rechte der Betroffenen gestärkt und beispielsweise betont, dass ein Betreuer durch das Gericht nur dann bestellt werden darf, wenn die Aufgaben nicht durch einen Bevollmächtigten wahrgenommen werden können.

Die Einrichtung einer Betreuung kann von der betroffenen Person selbst beim Vormundschaftsgericht des örtlichen Amtsgerichts beantragt werden. Sie kann dabei auf die Erstellung eines ärztlichen Gutachtens verzichten und selbst ein ärztliches Zeugnis (Attest) vorlegen, aus dem die Notwendigkeit einer Betreuung hervorgeht. Das Gericht hat dann zu prüfen, ob die Voraussetzungen für die Einrichtung einer Betreuung vorliegen.

Dieses Verfahren hat für die Betroffenen zwei Vorteile: Erstens können sie selbst den medizinischen Sachverständigen (Hausarzt etc.) bestimmen, der das ärztliche Zeugnis erstellt; zweitens ist die Betreuung auf Antrag der betroffenen Person wieder aufhebbar – es sei denn, dass zwischenzeitlich eine Betreuung »von Amts wegen« erforderlich geworden ist.

Eine Betreuung kann auch von anderen Personen (Angehörige) und Institutionen (psychiatrische Einrichtungen) beim Vormundschaftsgericht angeregt werden. Bei Mitarbeitern psychiatrischer Einrichtungen ist die Schweigepflicht zu beachten. Betroffene sollten frühzeitig Einfluss auf ihr Umfeld nehmen und auf einer Beteiligung an solchen Gesprächen bestehen, zumal es sich nicht um einen förmlichen Antrag handelt, der wieder zurückgezogen werden kann!

Zur Prüfung, ob eine Betreuung notwendig ist, muss das Gericht

- sich einen persönlichen Eindruck von der betroffenen Person verschaffen (etwa durch einen Hausbesuch),
- ein psychiatrisches Sachverständigengutachten einholen sowie
- den Betroffenen persönlich anhören.

Außerdem soll das Gericht Angehörigen Gelegenheit zur Äußerung geben. Weiterhin ist die örtliche Betreuungsbehörde (bei der Stadt- oder Kreisverwaltung) verpflichtet, auf Wunsch der Betroffenen oder aufgrund der Anordnung des Gerichts bei der Klärung der Frage mitzuwirken, ob eine Betreuung notwendig ist. Hierzu wird von der Betreuungsbehörde ein Sozialbericht erstellt, in dem unter anderem:

- die soziale und gesundheitliche Situation,
- die konkreten Probleme in der Bewältigung der persönlichen Angelegenheiten,
- die derzeitigen Hilfen sowie
- notwendige weitere Hilfen

darzustellen sind. Ebenso sind eventuell existierende Verfügungen (etwa Betreuungsverfügung, Vollmacht, Patiententestament, Behandlungsverfügung) zu berücksichtigen. Sofern der Betroffene selbst zur Vertretung seiner Interessen im Betreuungsverfahren keinen Rechtsanwalt oder einen anderen Verfahrensbevollmächtigten beauftragt hat, kann das Gericht hierzu einen Verfahrenspfleger einsetzen. Das Gericht ist sogar verpflichtet, einen Verfahrenspfleger einzusetzen, wenn von der persönlichen Anhörung abgesehen oder ein Betreuer für alle Aufgabenkreise bestellt werden soll. Hierbei ist zu beachten, dass Betroffene mit entsprechendem Einkommen oder Vermögen nicht nur einen selbst beauftragten Rechtsanwalt, sondern auch den vom Gericht bestellten Verfahrenspfleger zu bezahlen haben. Bei geringem Einkommen werden die Kosten vom Land übernommen.

Entsprechend den Vorgaben des Betreuungsrechts ist es notwendig, die Aufgabenkreise einer betreuenden Person entsprechend den Erfordernissen im jeweiligen Einzelfall möglichst präzise zu fassen. Dieser Anforderung müssen sowohl die gerichtlichen Entscheidungen über die Anordnung einer Betreuung genügen als auch die Sachverständigengutachten, die vom Gericht zur Klärung der Notwendigkeit einer Betreuung angefordert werden. Es muss also jeweils im Einzelfall eine strenge Erforderlichkeitsprüfung erfolgen.

Aufgaben und Pflichten des rechtlichen Betreuers

Die Aufgaben und Pflichten des rechtlichen Betreuers sind im Gesetz nur allgemein umrissen. Im Rahmen des übertragenen Aufgabenkreises handelt die Person weitgehend selbstständig und in eigener Verantwortung, entsprechend den Vorgaben des Betreuungsrechts. Oberster Maßstab ist dabei das Gebot, die Betreuung zum Wohle des Betroffenen zu führen. Dabei hat der Betreuer den Wünschen des Betroffenen zu entsprechen, sofern diese nicht dessen Wohl zuwiderlaufen und dem Betreuer zuzumuten sind. Auch dann, wenn er gegen den Willen des Betreuten handeln muss, hat er als Maßstab für sein Handeln das Recht des Betreuten auf ein Leben in Würde, Freiheit und Selbstbestimmung zu achten.

Aus diesen Vorgaben ergibt sich, dass bei der Betreuung die individuellen Vorstellungen und Wünsche der Betroffenen zu respektieren sind. Hierzu gehören auch Entscheidungen oder Handlungsweisen, die dem Betreuer als »unvernünftig« erscheinen mögen. Ein Recht für Betreuer, gegen den Willen der Betroffenen zu handeln, ergibt sich erst, wenn höhere Güter (Leben und Gesundheit des Betroffenen) konkret gefährdet sind. Grundsätzlich hat der Betreuer keine Zwangsbefugnisse, kann also seine Entscheidungen nicht mit Gewalt gegen den

Betroffenen durchsetzen (etwa nicht die Wohnung des Betroffenen mit Gewalt öffnen lassen). Hiervon gibt es nur in engen Grenzen Ausnahmen im Bereich der Unterbringung und der Zwangsbehandlung.

Bei weitreichenden Eingriffen in die Persönlichkeitsrechte des Betreuten kann der Betreuer außerdem nicht in eigener Verantwortung entscheiden, sondern muss dazu die Zustimmung des Gerichts einholen.

Daneben gehört es zu den Pflichten eines Betreuers, dem Gericht jede eingetretene Veränderung mitzuteilen, die eine Aufhebung oder Einschränkung der Betreuung ermöglicht bzw. die eine Einschränkung oder Erweiterung von Aufgabenkreisen oder die Anordnung eines Einwilligungsvorbehalts erfordert.

Bei Anordnung einer Betreuung hat das Gericht auch den Zeitraum festzulegen, nach dessen Ablauf zu prüfen ist, ob die Voraussetzungen für die Betreuung noch vorliegen. Soll nach Ablauf die Betreuung fortgeführt werden oder wird ein Antrag auf Erweiterung des Aufgabenkreises oder auf Anordnung eines Einwilligungsvorbehalts gestellt, gelten in der Regel die bereits beschriebenen Vorschriften für das Verfahren zur Bestellung eines Betreuers.

Demgegenüber gelten für die Aufhebung und Einschränkung von Betreuungsmaßnahmen Verfahrenserleichterungen: Das Gericht kann hier grundsätzlich von der erneuten Begutachtung des Betroffenen bzw. der Einreichung eines ärztlichen Zeugnisses und der Anhörung des Betroffenen absehen.

Achtung: Ein Betreuer hat immer Anspruch auf Erstattung seiner Auslagen (Fahrtkosten, Telefon, Porto). Wird ein Berufsbetreuer bestellt, hat er auch Anspruch auf Vergütung. Auslagenerstattung und Vergütung hat der Betroffene zu zahlen, wenn er über entsprechendes Einkommen oder Vermögen verfügt. Daher sollte, wenn möglich, eine Betreuungsverfügung erstellt werden, in der Personen benannt sind, die die Betreuung ehrenamtlich führen.

Vorausverfügungen

Die Vollmacht

Einer geeigneten Vertrauensperson eine Vollmacht zu erteilen gehört zu den wichtigsten Möglichkeiten, unter bestimmten Voraussetzungen die Bestellung eines Betreuers durch das Gericht zu vermeiden.

Bei der Erteilung einer Vollmacht sind diese Punkte zu beachten:

- Die Erteilung einer Vollmacht bedarf zwar grundsätzlich keiner bestimmten Form und auch eine mündlich erteilte Vollmacht ist wirksam. Da aber eine mündlich erteilte Vollmacht nicht ohne weiteres für Außenstehende (Banken, soziale Dienste etc.) überprüfbar ist, verlangen diese in der Regel eine schriftliche Vollmacht, die nach Möglichkeit durch einen Dritten (etwa einen Notar) beurkundet sein sollte. Wird eine umfassende Vollmacht erteilt, sollte diese in jedem Fall notariell beurkundet sein. Eine Beurkundung kann auch durch die örtliche Betreuungsbehörde vorgenommen werden.
- Neben der Vertrauenswürdigkeit der bevollmächtigten Person ist zu beachten, dass sie auch für die ihr übertragenen Aufgaben geeignet sein sollte (zum Beispiel wenn Fachkenntnisse erforderlich sind). Für den Fall, dass die bevollmächtigte Person nicht mehr erreichbar oder in der Lage ist, die

Aufgaben zu übernehmen, sollten weitere Personen benannt werden.

- Um rechtliche Probleme zu vermeiden, sollte die Vollmacht im Außenverhältnis sofort wirksam werden. Im Innenverhältnis mit dem Bevollmächtigten sollte aber festgelegt werden, dass dieser von der Vollmacht erst Gebrauch macht, wenn der Betroffene infolge einer psychischen Erkrankung bestimmte Aufgaben nicht mehr selbst wahrnehmen kann.
- Bei der Erteilung der Vollmacht ist sorgfältig abzuwägen, für welche Aufgabenbereiche sie gelten soll (Geld-, Vermögensangelegenheiten, Organisation von Hilfen und Abschluss von Verträgen, Geltendmachung von Leistungsansprüchen, Wohnungsangelegenheiten, medizinische Untersuchung).
- Die Erteilung einer Vollmacht ist rechtlich zulässig auch bei höchstpersönlichen Entscheidungen. Dies betrifft insbesondere die Erteilung von Vollmachten bezüglich der Zustimmung zu oder Ablehnung von medizinischen Untersuchungs-, Behandlungs- sowie freiheitsentziehenden Maßnahmen. In diesen Fällen muss die Vollmacht aber zumindest schriftlich erteilt werden und die entsprechenden Maßnahmen ausdrücklich umfassen. Außerdem muss in diesen Fällen auch ein Bevollmächtigter die Genehmigung des Gerichts einholen.

Es bietet sich an, Vorausverfügungen wie das Patiententestament oder die Behandlungsvereinbarung zusätzlich schriftlich niederzulegen.

Alle Vollmachten und Vorausverfügungen können bei dem zentralen Vorsorgeregister der Bundesnotarkammer hinterlegt werden (www.vorsorgeregister.de).

Im Rahmen eines Betreuungsverfahrens hat das Gericht zu prüfen, ob der Betroffene Vollmachten erteilt hat und ob diese die Bestellung eines Betreuers entbehrlich machen. Die Gerichte haben dabei Zugriff auf die in dem zentralen Vorsorgeregister hinterlegten Vollmachten und Vorausverfügungen. Dabei kann es zu dem Ergebnis gelangen, dass die Bestellung eines Betreuers trotz der Bevollmächtigung von Vertrauenspersonen notwendig ist. Je nach Situation des Einzelfalls sowie der Erreichbarkeit und Eignung der bevollmächtigten Person kann das Gericht beispielsweise einen Betreuer mit dem Aufgabenkreis der Kontrolle der bevollmächtigten Person oder auch mit weiteren Aufgabenkreisen (Zustimmung zur Heilbehandlung u. Ä.) bestellen.

Muster einer Vollmacht

Ich bevollmächtige hiermit Frau Annegret Müller und Herrn Ulrich Winkler je einzeln, mich in allen Rechtsgeschäften zu vertreten.
Über meine Wohnung und das Auto hingegen können beide nur gemeinsam entscheiden.

- ☐ Die Vollmacht umfasst auch die Einwilligung in gefährliche Untersuchungs- und Behandlungsmaßnahmen im Sinn des § 1904 BGB sowie die Einwilligung zum Unterlassen oder Beenden lebensverlängernder Maßnahmen.
- ☐ Die Vollmacht umfasst auch die Entscheidung über meine Unterbringung sowie freiheitsentziehende Maßnahmen im Sinn des § 1906 Abs. 1 und 4 BGB.

Datum, Ort, Unterschrift

Eine solche Vollmacht tritt mit sofortiger Wirkung in Kraft. Jede Vollmacht kann aber auch zeitlich eingegrenzt werden. Weiterhin kann es wichtig sein, die Vollmacht durch eine Erklärung eines Zeugen zu ergänzen. Etwa:

»Ich bestätige hiermit, dass ... diese Verfügung im Vollbesitz ihrer/ seiner geistigen Kräfte und aus freien Stücken in meinem Beisein unterzeichnet hat.
Name des Zeugen, Anschrift, Ort, Datum«

Wichtig bei der Hinzuziehung eines Zeugen ist, dass dieser keine eigenen Interessen mit der Vollmacht verbindet. Es würde die Glaubwürdigkeit infrage stellen.

Die Betreuungsverfügung

Im Betreuungsverfahren hat der Betroffene das Recht, eine Person vorzuschlagen, die als Betreuer bestellt werden kann. Diesem Vorschlag soll das Gericht entsprechen (sofern er nicht dem Wohl des Betroffenen zuwiderläuft). Weiterhin soll das Gericht Vorschläge des Betroffenen berücksichtigen, bestimmte Personen *nicht* als Betreuer zu bestellen. Diese Vorschläge sind vom Gericht auch zu berücksichtigen, wenn sie in einer im Voraus getroffenen Betreuungsverfügung enthalten sind. Die Betreuungsverfügung beinhaltet damit eine wichtige Möglichkeit, auf Entscheidungen des Gerichts auch dann Einfluss zu nehmen, wenn man beim Betreuungsverfahren aufgrund einer Krankheit oder Behinderung nicht in der Lage ist, selbst Vorschläge zu machen.

Um sicherzustellen, dass eine Betreuungsverfügung auch beachtet wird, sollte sie schriftlich abgefasst und persönlich unterschrieben sein. Außerdem ist dafür Sorge zu tragen, dass im Falle eines Betreuungsverfahrens das Gericht von der Existenz einer Betreuungsverfügung Kenntnis erhält. Daher ist auch hier die Hinterlegung im zentralen Vorsorgeregister zu empfehlen.

Anderenfalls hilft nur ein Hinweiszettel auf die Betreuungsverfügung (oder auch weitere Verfügungen mit Angabe der Person oder des Ortes, wo sie hinterlegt sind), der zusammen mit dem Personalausweis aufbewahrt und bei sich getragen wird.

Muster einer Betreuungsverfügung

Betreuungsverfügung (mit Datum) Name, Geburtstag, Adresse
Für den Fall, dass für mich ein Betreuer bestellt werden muss, habe ich folgende Wünsche:
Zur betreuenden Person soll ... (Name, Geburtsdatum, Adresse) oder ... (Name, Geburtsdatum, Adresse) bestellt werden. Auf gar keinen Fall soll ... (Name, Geburtsdatum, Adresse) zur Betreuung bestellt werden.
In Bezug auf mein Vermögen möchte ich, dass meine Familie hinreichend versorgt wird und dass die Kosten für das Auto auch weiterhin übernommen werden. Die Kinder sollen zusätzlich folgende Sonderzahlungen erhalten: ... (Geschenke, Unternehmungen etc.).
In einer sehr schlechten gesundheitlichen Lage soll das von mir bei (Name, Adresse) hinterlegte Patiententestament (oder die mit der XY-Klinik abgeschlossene Behandlungsvereinbarung) berücksichtigt werden. Für den Fall, dass ich längerfristig auf Hilfe angewiesen sein sollte, möchte ich, dass eine ambulante Hilfe organisiert wird, die mir ein Verbleiben in der Wohnung ermöglicht.
Ein Heimplatz soll nur dann gesucht werden, wenn ich dauerhaft und rund um die Uhr auf Hilfe angewiesen sein sollte und diese nicht durch ambulante Dienste gewährleistet werden kann.
Ort, Name, Unterschrift

Eventuell kann auch hier sicherheitshalber ein Zeuge eingesetzt werden (siehe Muster der Vollmacht).

Literatur

Die hier gegebenen Hinweise können nur einen ersten Einblick in die juristische Vorsorge geben. Als weiterführende Literatur eignen sich der im Literaturverzeichnis genannte Titel *Zwang* von R. Winzen, das Buch *Betreuungsrecht – Ein Leitfaden*, das von J. Thar und W. Raack herausgegeben ist, sowie das Buch *Psychisch Kranke im Recht* von Rolf Marschner. Für die eigene juristische Vorsorge ist es sehr hilfreich, sich mit erfahrenen Selbsthilfegruppen oder anderen auszutauschen. Wichtige Hinweise enthält die Broschüre *Patientenrechte von psychisch kranken Menschen*, die beim Dachverband Gemeindepsychiatrie e. V., Bonn (www.psychiatrie.de/dachverband), erhältlich ist.

AG »Selbst-CheckerInnen« im Bundesverband Psychiatrie-Erfahrener

Was sind Selbst-Checker?

Wer selbst schon einmal Psychoseerfahrungen gemacht hat, steht früher oder später vor den Fragen: Wie fing das eigentlich alles an? Wie war das damals beim ersten Mal? Psychiatrisch Tätige haben an dem Thema selten Interesse. Viele erklären eine Beschäftigung mit dieser Frage für überflüssig, manche halten es sogar für gefährlich. Selbst einige Betroffene glauben, dass man sich an diese Lebensphasen am besten gar nicht erinnern lassen sollte.

Tatsächlich kann solch ein Blick zurück auch sehr anstrengend und schmerzlich sein. Wer jedoch Schmerzen, Kränkungen, Demütigungen, Erniedrigungen diverser Art, Entbehrungen, soziale Diskriminierung oder soziale Isolation nicht einfach hinnehmen, vergessen oder verdrängen will bzw. kann, der fragt sich, wie das zukünftig verhindert werden könnte. Das Spektrum möglicher Aktivität ist groß. Es reicht vom Kampf gegen das herrschende Psychiatriesystem bis zur Entwicklung individueller Souveränität – und Letztere scheint uns besonders wichtig. Das soll »Selbst-Checken« bedeuten.

Überall gibt es Psychoseerfahrene, die wissen, wie es bei ihnen losging, die wissen, was da war, und die wissen, worauf sie für sich zu achten haben, damit es nicht wieder »rundgeht«. Dennoch kennt im eigenen Bekanntenkreis und sogar am eigenen Wohnort kaum jemand eine Handvoll solcher Selbst-Checker.

Wie kann man da, egal, wie und wo man lebt, selbst einer werden?

Der Bundesverband Psychiatrie-Erfahrener e. V. (BPE) organisiert bundesweite Selbsthilfe von Betroffenen, und so entstand unter einigen seiner Mitglieder bereits im Herbst 1994 die Idee der »Selbst-Checker-AG«. Schon nach einem Jahr gab es über sechzig Psychose- und/oder Depressionserfahrene, die in der AG mitgearbeitet haben, die meisten auch aktiv.

Material unserer Arbeit sind persönliche Erfahrungsberichte, Beobachtungen, Ideen und Meinungen, die zentral gesammelt und von einer kleinen Gruppe gesichtet, sortiert und als anonymisierte Erfahrungen in Rundbriefen sowie bei bundesweiten Treffen allen AG-Mitgliedern zur Diskussion gestellt werden.

Die Mitglieder der Selbst-Checker-AG sind Menschen beiderlei Geschlechts und ganz unterschiedlich nach Alter, Beruf, Erfahrungen und Erlebnissen, von Geburt an bis heute. Was uns gemeinsam ist: Wir sind Psychiatrieerfahrene, wenn auch jeder anders. Wir haben psychotische Episoden oder Depressionen sehr unterschiedlich erlebt. Für viele war es eine Krankheit, für manche eine seelische Krise, für andere eine tief greifende Störung des bisherigen Lebens, für nicht wenige eine sehr schmerzhafte Chance und für einige alles andere, nur keine Krankheit.

Wie auch immer: Wir wollen solche Lebensphasen zukünftig vermeiden. Viele von uns kennen bei sich selbst auch stabile Lebensabschnitte, nicht nur vor der ersten Krise, sondern auch danach und zwischen den Phasen. Das macht Mut. Die meisten von uns meinen aber, dass wir die Möglichkeit einer neuen Episode nicht prinzipiell ausschließen können. Darum wollen wir auf der Hut sein und für uns etwas tun. Vorbeugen ist besser als Jammern, Schimpfen und dann Leiden. Manche von uns wollen nicht auf Medikamente verzichten, um stabil zu bleiben, viele wollen es noch nicht. Aber auch Medikamente sind kein absoluter Schutz (von den Nebenwirkungen ganz abgesehen). Es ist nicht unser Ziel, möglichst oft oder ständig Medikamente zu nehmen. Vielmehr glauben wir an unsere Selbstgestaltungskräfte.

Eine Gestaltungsmöglichkeit ist das bewusste Erkennen persönlicher Frühwarnzeichen als Veränderungen unser selbst, damit wir selbstbewusst und selbstständig mit uns umgehen können und nicht hilflos – wem auch immer – ausgeliefert sind. In unserer Arbeitsgruppe wollen wir einander achten in unserer Verschiedenheit. Voraussetzung dafür ist Selbstachtung. Mancher ist besonders schutzbedürftig und unsicher. Mancher möchte die eigenen Erfahrungen überprüfen und anderen Mut und Hoffnung geben. Manche suchen den Sinn ihrer Erlebnisse und haben das Interesse, ihre Erfahrungen an andere weiterzugeben. Manche möchten mit ihrer Krankheit ernst genommen werden und mündig sein, wobei eine realistische Selbsteinschätzung und Selbstverantwortung dazugehören. Mancher war zu sehr von außen bestimmt und findet es am wichtigsten, sich selbst zu spüren. Die meisten von uns halten sich nicht für eine »Elite« unter den Psychiatrieerfahrenen, sondern für ganz normale Betroffene, die für sich noch nicht sagen können: »Ich bin da durch, das passiert mir nicht noch einmal.«

So verschieden wir sind, so sehr hat bei den meisten von uns meist irgendein Stress als auslösender Faktor eine Rolle gespielt. Außenstehende könnten deshalb auf die Idee kommen, dass uns x-beliebiger Stress in eine Psychose bringen kann, unspezifischer Stress, wie man sagt. Wir sehen das anders, besonders diejenigen, die nicht erst eine einzige Psychosephase erlebt haben. Was den einen von uns kalt lässt, bringt den anderen zum Wahnsinn. Je nach der individuellen Lebensgeschichte und den besonderen persönlichen Lebensthemen, Umständen, Möglichkeiten und Problemen gibt es besondere und manchmal auch wiederholt auftretende stressende Entstehungsbedingungen, die jeder für sich selbst herausfinden kann und sollte. Das können sein:

Urlaub, Verlust nahestehender Personen, Ärger mit Behörden, problematische Angehörige, Arbeitsplatzverlust, Überstunden, zu viel Nachrichten, berufliche Belastungen, familiärer Ärger, Demütigungen, Scheidungsdrohungen, unglückliche Liebe, Enttäuschung der Eltern, Steuererklärung, innere Entwicklungen, bestimmte Jahreszeiten, anregende Menschen, Bücher, Alleinsein, Freude über bestandene Prüfung, Mobbing, Wohnungsprobleme, ungeklärte Beziehungen, Umzug, Schwangerschaft, Kindbett, ausweglos erscheinende Situationen etc.

Wenn wir von Frühwarnzeichen sprechen, dann meinen wir weder solche Stressmöglichkeiten noch Frühsymptome, mit denen sich auch die klassische Psychiatrie schon lange beschäftigt hat. Frühwarnzeichen sind noch keine Psychose!

Als persönliche Frühwarnzeichen begreifen wir stattdessen alle von uns wahrnehmbaren Veränderungen unseres Erlebens, unseres Verhaltens, unseres körperlich-vegetativen Daseins, unseres Denkens, unserer Gefühle und Empfindungen sowie Veränderungen in unserem gesellschaftlichen Tun, die uns selbst auffallen, weil sie schon einmal einer Psychose/Depression vorausgegangen sind, und die deshalb unter Umständen auch auf zukünftige Krisen hinweisen können.

Es ist schwierig, diese Frühwarnzeichen zu erkennen, und jeder hat seine eigenen. Wer noch nie psychotisch war, wird sie kaum als solche erkennen. Man kann sie eigentlich nur im Blick zurück an sich ausmachen und man entdeckt sie leichter im gemeinsamen Gespräch mit anderen Psychoseerfahrenen. Ein einzelnes Frühwarnzeichen für sich genommen bedeutet nicht viel, so wie auch Fieber für sich genommen nicht erkennen lässt, was sich da zusammenbraut. Eine persönliche Liste von Frühwarnzeichen kann aber für jeden von uns ein wichtiges Hilfsmittel sein, den Ausbruch neuer Psychosen zu verhindern.

In den letzten Jahren wird auch von Professionellen zunehmend darauf hingewiesen, dass diese Art Vorsorge sinnvoll sei, zum Beispiel im Rahmen psychoedukativer Gruppenarbeit und in Tagesklinikprogrammen. Welche Veränderungen wir bei uns feststellen können, darüber hört und liest man allerdings noch wenig. Das ist nicht erstaunlich, weil wir Psychose- und Depressionserfahrenen selbst uns dazu nach wie vor kaum zu Wort melden, obwohl unsere Erfahrungen die reichhaltigsten sein dürften. Wir wissen inzwischen: Je mehr Veränderungen als mögliche Frühwarnzeichen in Betracht gezogen werden, desto leichter fällt es einem, eigene persönliche Frühwarnzeichen zu erkennen.

Frühwarnzeichen lassen sich in verschiedene Bereiche unterteilen.

1. Veränderungen im Verhalten

Aktivität ▸ Aufräumen, Geld ausgeben, Briefe/Zettel schreiben, mehr telefonieren, mehr reden, innere Getriebenheit, Überdrehtheit, Hyperaktivität.

Rückzug ▸ Verlangsamung, Verstummung, Antriebslosigkeit, im Zimmer bleiben, im Bett bleiben, Einhüllen in Musik, der Selbsthilfegruppe aus dem Weg gehen.

Reaktionen ▸ Nervosität, Gereiztheit, Intoleranz, Unsicherheit, liebevolles Verhalten, Widersprüchlichkeit, Widerspenstigkeit, Dominanz, autoritäres Verhalten, Verletzlichkeit, Dünnhäutigkeit.

Ordnung ▸ Unzuverlässigkeit, Unpünktlichkeit, Ziellosigkeit, Vernachlässigung von Wohnung und Körperpflege, Vergesslichkeit.

Entschlüsse ▸ Lähmung, Hemmung.

Interessen ▸ allgemeine Interesselosigkeit, Teilnahmslosigkeit, Lesen oder Fernsehen fällt schwer oder ist besonders häufig, Vernachlässigung von Hobbys, dagegen wird Religiöses, Beten, Schreiben wichtiger.

Bedürfnisse ▸ Rauchen, Trinken (Kaffee, Alkohol, Wasser), Appetitlosigkeit, Fressanfälle, Ruhebedürfnis.

Medikamente ▸ Absetzen, unregelmäßige Einnahme, Dosissteigerung, andere oder bewährte Krisenmedikamente.

2. Körperlich-vegetative Veränderungen

Schlafen ▸ Verschieben des Wach- und Schlafrhythmus, Schlaflosigkeit, Durchschlafstörungen, Einschlafstörungen, Dauermüdigkeit/Erschöpfung.

Essen/Trinken ▸ Appetitlosigkeit, gesteigerter Hunger, kein Durst, Durst.

Verdauung ▸ Durchfall, Verstopfung.

Körpersensationen ▸ Angespanntheit, Leere im Kopf, Wärme-Kälte-Empfindungen, Vibrationen, Druckgefühle (Herz, Kopf, Hals), Schweißausbrüche, Schüttelfrost.

Augen ▸ glänzend, flackernd, unruhig, trübe, verschleiert, Sehstörungen.

Sinnesleistungen ▸ intensiviert/abgeschwächt bezüglich Farben, Geräuschen, Gerüchen, Geschmack, Temperatur.

Bewegungsfähigkeit ▸ verlangsamt, unkoordiniert, beschleunigt, hektisch, angenehme Leichtigkeit.

Aussehen ▸ bleich, fahl, aufgedunsen, starr, Augenringe.

Menstruation ▸ Ausbleiben, Verstärkung der Blutung.

Sexualität/Erotik ▸ gesteigert, gehemmt.

3. Veränderungen im Denken und Sprechen

Kreativität ▸ Ideenreichtum, Gedankenflug, Überflutung von Ideen, destruktive Ideen.

Realitätsbezug ▸ fixe Ideen, Symbolträchtigkeit aller Wahrnehmungen, Anmutungen.

Produktivität ▸ Zerfahrenheit, Themenfixiertheit, Unkonzentriertheit, Vergesslichkeit, Kreisen der Gedanken, kompliziertes Denken, Misstrauen, Fantasie, Grübeln.

Sprechen ▸ Formulierungsschwierigkeiten, Sprechhemmung, besonders schnelles oder leichtes Sprechen, Änderung der Stimmlage.

4. Veränderungen der Gefühle und Empfindungen

Positive ▸ Leistungsfähigkeit, Verliebtheit, Empfindsamkeit, Gefühlsintensität, Euphorie, Heiligkeit, Glück, Großartigkeit, gesteigerte Erlebnisfähigkeit, »bunte« Träume.

Negative ▸ allgemeines Krankheitsgefühl, Seelenschmerz, Überforderung, Unruhe, Schuld, Angst, Ängstlichkeit, Trauer, Enttäuschung, Trennungsschmerz, Verlustangst, Freudlosigkeit,

Aggressivität, Minderwertigkeit, Resignation, Apathie, Frustration, Verantwortung für alles, Gleichgültigkeit, Verwirrung, Ambivalenz, Niedergeschlagenheit, Starre, Leere, Verzweiflung, Selbstzweifel.

5. Veränderungen im sozialen Leben

Familie/Partner ▶ Beziehungsängste, Verlustängste, Bedürfnis nach Nähe, Angst vor Nähe, Angst vor Anforderungen des Partners oder der Kinder, Isolation, Versagensängste, Angst, andere zu belasten.

Beruf/Kollegen ▶ Vermeiden von Zusammensein mit Kollegen, Unzufriedenheit mit Kollegen, Verärgerung über Kollegen, gesteigerte soziale Aktivität, Projektionen (ich bin gesund, die anderen sind krank), nicht mehr zur Arbeit gehen.

Freunde/Bekannte ▶ Rückzug, weniger Toleranz, Aggressivität, häufige Auseinandersetzungen, abweisende Haltung, Ausweichen.

Professionelle ▶ Professionellen Helfern aus dem Weg gehen, Austricksen, vermehrtes Aufsuchen der Helfenden.

Wahrnehmungen anderer ▶ Sie verstehen uns nicht mehr und sagen, wir hätten uns verändert, sind über uns beunruhigt, wir würden unser Aussehen, Reden, Verhalten verändern, unser Verhalten sei unsinnig, wir würden nicht mehr arbeiten wie sonst, uns vernachlässigen, gehen lassen.

Verstehen statt Diagnostik

Die Auflistung soll nichts weiter sein als eine Hilfe, die jeweils eigenen und besonderen persönlichen Frühwarnzeichen leichter aufzuspüren. Es geht nicht darum, bei sich selbst besonders viele Frühwarnzeichen zu erkennen; es sollte darum gehen, typische persönliche Veränderungen für die Zukunft und rechtzeitig zu kennen. Diese Liste ist ein authentisches Ergebnis unserer AG-Arbeit und vieler Diskussionen.

Einige psychiatrisch Tätige, die sich mit dem Thema beschäftigen, versuchen immer wieder herauszufinden, wie häufig einzelne Frühwarnzeichen von verschiedenen Psychoseerfahrenen als solche benannt werden; im Hintergrund steht das Bemühen, »objektiv« wichtige von »objektiv« unwichtigen Frühwarnzeichen zu unterscheiden. Auf solch eine Gewichtung haben wir hier prinzipiell verzichtet, weil es uns nicht um Hilfen für Objekte irgendeines wissenschaftlichen Bemühens, sondern um Anregungen zum besseren Selbstverständnis von Betroffenen geht.

Die klassische Psychiatrie hatte und hat nach wie vor das Bedürfnis, uns in diverse Gruppen und Klassen von »Psychotikern« zu dividieren und in mehr oder weniger zahlreiche Diagnoseschubladen von Störungsarten zu stecken (in die man allzu leicht gerät und denen man dann kaum wieder entkommen kann). Tatsächlich finden sich bei den Mitgliedern unserer Arbeitsgruppe überdurchschnittlich viele, die den Diagnosestempel »manisch-depressiv« oder »schizo-affektiv« besitzen, wobei die als »schizophren« Abgestempelten in der Mehrheit sind. Nicht wenige von uns sind im Besitz diverser Stempel solcher Art. All das hat in unseren Diskussionen keine Rolle gespielt, weil sehr schnell klar war, dass wir trotz aller Diagnoseunterschiede erstaunlich viele Gemeinsamkeiten haben.

Bei vielen Frühwarnzeichen-Beispielen unserer Liste kann man sich fragen: Ist das wirklich noch ein Frühwarnzeichen oder doch schon ein Psychosemerkmal? Einerseits liegt das sicher daran, dass sich psychotische Krisen nicht nur als qualitative Sprünge in unserem Leben einstellen, sondern auch als Ergebnis einer kontinuierlichen Entwicklung entstehen können. Andererseits ist es aber auch so, dass viele Veränderungen nicht nur früh bemerkbar sind, sondern auch bis zum Ende einer Krise vorhanden sein können.

Wer sich mit all dem beschäftigt, will natürlich nicht nur wissen, wie man es merkt, »ob es wieder rundgeht«, noch wichtiger ist es vielleicht sogar zu wissen, »wie man dann damit umgeht«. Inzwischen ist uns klar geworden, dass viele Frühwarnzeichen unserer Liste tatsächlich zugleich auch schon unbewusste Bewältigungsversuche sich entwickelnder, aber noch nicht unbedingt bewusst gewordener Probleme sind (etwa Vermeiden von Zusammensein mit Kollegen, also aktiver Rückzug). Das ist nicht nur von theoretischem Interesse, denn wäre es nicht am besten, wenn wir auch solche Bewältigungsmöglichkeiten noch besser kennen würden?

Stimmrecht der Seele? Hilfreicher Umgang mit dem Stimmenhören

Thomas Bock

Ungeachtet aller Kompensationsmöglichkeiten und auch aller positiven Aspekte des Stimmenhörens ist zunächst einmal festzustellen, dass am Anfang nahezu jeder betroffene Mensch verunsichert ist, wenn er anfängt, etwas akustisch zu hören, das er keiner äußeren physikalischen Quelle zuordnen kann. Hinzu kommt, dass wir heutzutage ohnehin so vielen Sinneseindrücken ausgesetzt sind, dass eine nicht zu verortende Informationsquelle immer schon eine Belastung darstellt.

Stimmen können eine Botschaft haben

Die Signale des Stimmenhörens können eine psychische Botschaft haben – verschlüsselt, schwer zu verstehen und unter Umständen auch nichts sagend, so wie Tagesreste in Träumen vorkommen können, ohne eine besondere Bedeutung zu haben. Transportiert werden Wünsche und Ängste: So wie es Wunsch- und Alpträume gibt, reflektieren auch Stimmen unser ganzes Spektrum an aktuellen Wünschen, vergangenen Erfahrungen und auf die Zukunft gerichteten Ängsten und Hoffnungen.

Stimmen können helfen, Unbewusstes bewusst zu machen. Schon das kann schädlich *und* nützlich sein, Hilfe erfordern oder auch nicht. Zu beachten ist dabei, dass nicht nur der Inhalt, sondern auch der Kontext der Botschaft wichtig ist: Manchmal sind weniger die Worte der Stimmen interessant als ihre atmosphärische Bandbreite. So können ärgerliche oder freundliche

Stimmen die aktuelle Stimmungslage reflektieren und dabei durchaus Signalwirkung bekommen. »Ich habe etwas für mich Wichtiges vernachlässigt, darauf machen mich die Stimmen nun aufmerksam.«

Entsprechend kann es manchmal für die Therapie oder Selbsthilfe lohnender sein, die Lautstärke oder den Charakter der Stimmen zu beeinflussen, statt sie unbedingt, vollkommen und immer zum Schweigen zu bringen.

Selbstverständlichkeit entlastet

Das erste Gebot für Therapeuten, Familie oder andere nahestehende Personen ist, einen selbstverständlichen Umgang mit den Stimmen zu fördern. Stimmen sind ungebetene Gäste, erscheinen wie lästige Nachbarn. Man braucht einen Ort, an dem es möglich ist, sich über sie zu beschweren oder zu beklagen. Niemand bleibt mit einer so ungewöhnlichen Erfahrung gerne allein – es sei denn, man wird überwältigt von Scham und Angst. Es gibt keinen rationalen Grund für das Tabuisieren eines so weit verbreiteten, tief im Menschen und in der Menschheitsgeschichte verwurzelten Phänomens.

Am Anfang geht es vor allem um das selbstverständliche Nachfragen: Wie viele Stimmen sind es? Sind sie männlich oder weiblich, alt oder jung, bekannt oder unbekannt? Gibt es unangenehme und angenehme? Handelt es sich um immer dieselben oder um verschiedene Stimmen? Treten sie gleichzeitig oder abwechselnd auf, andauernd oder nur episodisch? Sind ihr Erscheinen, ihr Charakter oder ihre Lautstärke zu beeinflussen? Hat es Sinn, mit ihnen in einen Dialog zu treten, um nicht immer nur passiver Empfänger zu sein?

Es ist erschreckend, dass nicht selten Patientinnen und Patienten nach einem langen stationären Aufenthalt in die Ambulanz kommen, nach einem Gespräch enorm entlastet reagieren und zu verstehen geben: Das hat mich noch niemals jemand gefragt. Auf der Station interessierten sich alle nur dafür, *ob* Stimmen da sind, nichts sonst; und auch das nur wegen der Zuordnung einer dann auch noch verkürzt falschen Diagnose. Wie verblendet und gefangen in begrifflichen Kategorien und Denkverboten müssen wir Therapeutinnen und Therapeuten sein, um so zu reagieren?

Selbstmanagement stärken: Subjektive Konzepte respektieren!

Lange bevor jemand mit dem Phänomen Stimmenhören in professionelle psychiatrische oder psychotherapeutische Behandlung kommt, hat er oder sie meist schon eine Zeitlang rumprobiert, auf irgendeine Weise Einfluss zu nehmen: mit Rückzug, Kopfhörern, Alkohol, Drogen, Ablenkung. Oder aber auch mit gezielter Analyse, bewusstem Fokussieren auf bestimmte Stimmen, selbstbewusstem Dialog oder dem Versuch, »Sprechzeiten« festzulegen. Selbsthilfegruppen und hier vor allem das Netzwerk Stimmenhören versuchen, die eigenen Bewältigungsstrategien und Recovery-Ressourcen zu stärken und zu trainieren. Der Übergang von klassischen Selbsthilfestrategien und psychotherapeutischen »Tricks« diverser Schulen ist längst fließend.

In diesem Zusammenhang ist die unterschiedliche subjektive Bedeutung, die Menschen den Stimmen beimessen, oft sehr entscheidend für Gelingen oder Misslingen der Integration. Insofern ist es erstaunlich, erschreckend und beschämend, wie wenig Bedeutung wir psychiatrisch Tätige der Subjektivität oft beimessen.

Das Netzwerk Stimmenhören ist hier insofern vorbildlich liberal, als es sich zunächst einmal für jedes Erklärungsmodell interessiert, als Ausgangspunkt jedes weiteren Erfahrungsaustausches. Nach dem Motto: Besser irgendeine Erklärung als gar keine. Die Gefahr, sich zu isolieren und zu verstummen, ist sonst eindeutig größer.

Besinnung fördern

Warum gerade ich? Warum gerade jetzt? Warum gerade diese Stimme? Warum mit diesen Sätzen oder diesem Charakter? Antworten auf diese Fragen zu finden ist oft nicht leicht. Doch entscheidend ist zunächst, sie stellen zu dürfen. Auch ohne endgültige Antwort (Auf welche psychisch bedeutsame Frage gibt es die schon?) werden so Dialog und Entlastung möglich. Jede Form der »Triangulierung«, also der Distanzierung der Stimmen durch eine Mitteilung an Dritte, kann die Stimmen zumindest ansatzweise, momentan und in begrenztem Umfang entmachten, also das Gefühl absoluter Ohnmacht verringern helfen.

Auch hier muss man mit etwas Abstand staunen, welche verheerende Wirkung das Sinnlosigkeitsgebot bezüglich der Stimmen in Psychiatrie und Psychotherapie haben konnte. Inzwischen ist es längst brüchig geworden. Interessant ist, dass beim Eröffnen neuer Diskurse die Hirnforschung hilfreich sein kann: Für Hirnforscher stellt das Hören von Stimmen eine Form des inneren Sprechens dar. Das Sprachzentrum ist auch entsprechend aktiv. Das ist längst messbar. Außerdem wurde festgestellt, dass bei langfristigem Stimmenhören (zumindest im Zusammenhang von Psychosen) die Hirnregion blockiert erscheint, die für die Rückkopplung von Gehörtem und Erfahrenem, also von Wahrnehmung und Erinnerung, zuständig ist: Die Menschen können die Stimmen, die sie hören, nicht ohne Weiteres mit sich und ihrem Leben in Verbindung bringen (McQuire u.a. 1993).

Die Konsequenz der Hirnforscher ist so klar wie schlicht: Die Psychiatrie muss helfen, diese Blockade zu kompensieren, indem sie die Zuordnung von Sinn gemeinsam wieder erarbeitet.

In einer ersten Erhebung mit einem speziellen Fragebogen des Hamburger SuSi-Projekts (»Subjektiver Sinn von Psychosen«) geben über 80 Prozent der befragten Psychosepatienten an, dass die Frage nach dem subjektiven Sinn der Psychoseerfahrung für sie wichtig und wesentlich ist.

Einseitige Diagnostik stoppen

Stimmenhören wurde lange Zeit mit der Schizophrenie gleichgesetzt. Das ist gleich auf mehreren Ebenen falsch: Ein Symptom allein rechtfertigt die Diagnose nicht – weder nach DSM-IV noch nach ICD-10 – übrigens ist das im amerikanischen Diagnosesystem noch eindeutiger! Außerdem können Stimmen, also akustische Halluzinationen, auch im Zusammenhang von vielen anderen Diagnosen vorkommen, ohne (!) die Annahme einer Komorbidität zu rechtfertigen. Eine Doppelerkrankung wird ohnehin viel zu oft angenommen, ohne den inneren Zusammenhang von Symptomen zu beachten – oft aus rein egoistisch-institutionellen Gründen, weil zum Beispiel die Kasse dann leichter zahlt, die stationäre Unterbringung nicht infrage gestellt wird etc.

Auch im Zusammenhang von Depressionen und Manien, von Persönlichkeitsstörungen, von Sucht- und Alterserkrankungen können Stimmen vorkommen. Und eben auch ohne Vorliegen einer Erkrankung im engeren Sinn, es sei denn, man wolle so manchen Heiliggesprochenen (etwa Hildegard von Bingen), Künstler (etwa Vincent van Gogh), Wissenschaftler (etwa C. G. Jung) oder historische Persönlichkeiten (Johanna von Orleáns) nachträglich pathologisieren. Viele Religionsgründer hatten handfeste übersinnliche Wahrnehmungen.

Gleichzeitig gibt es aber auch Menschen, die unter den Stimmen leiden, über sie erkranken und davon sehr gequält werden. Die Basis von beidem scheint zu sein, dass wir Menschen »Wesen sind, die mit ihrem Selbstverständnis ringen müssen, an uns zweifeln und dabei eben auch verzweifeln können, über uns hinausdenken und uns dabei eben auch verlieren können. Insofern sind Menschen, die Stimmen hören, keine Wesen vom anderen Stern, sondern zutiefst menschlich.« (AG Psychoseseminare 2007)

Der Übergang zur psychischen Erkrankung ist kontextabhängig

Ob das Hören von Stimmen in eine psychische Erkrankung führt, hängt wesentlich von der individuellen Akzeptanz und von den subjektiven Konzepten ab, darüber hinaus aber auch von den familiären Ressourcen und der sozialen Integrationskraft sowie von unserer gesellschaftlichen und kulturellen Toleranz. Viele Untersuchungen (Romme/Escher 2008) zeigen, dass die Art und Häufigkeit der Stimmen zwar nicht ganz unbedeutend sind, aber eher eine untergeordnete Rolle spielen: Imperative

Stimmen kommen auch in jener Betroffenengruppe vor, die es schafft, die Stimmen gut zu integrieren und zu kompensieren. Und unter ungünstigen Bedingungen können auch offensichtlich harmlose bzw. unmittelbar reaktiv erklärbare Stimmen zu langfristigen, schwierigen Krankheitsverläufen führen – meist unter beschämender »Mitwirkung« professioneller Helfer.

Möglicherweise spielt beim Übergang vom Stimmenhören zur Erkrankung im engeren Sinn die reaktive Wahnbildung eine wesentliche Rolle.

Das Netzwerk Stimmenhören hat einige Regeln für einen hilfreichen Umgang mit den Stimmen aufgestellt:

- Niemand alleinlassen! Der Austausch hilft, die Stimmen zu entmachten.
- Jedes Erklärungsmodell ist besser als keins und Basis für weitere Gespräche!
- Nicht nur Empfänger sein, sich nicht alles gefallen lassen!
- Unterstützung anbieten, um wieder »Herr im eigenen Haus zu werden«!
- Subjektive Konzepte und individuelle Aneignung fördern!
- Selbstverständlichkeit fördern, Selbststigmatisierung vorbeugen!
- Hilfe geben, um die direkte oder indirekte Botschaft der Stimmen zu entschlüsseln!
- Angehörige und Freunde bei dieser Auseinandersetzung einbeziehen!

Diese Regeln können helfen, Stimmen oder akustische Halluzinationen zu integrieren und zu entmachten, ohne psychisch krank bzw. langfristig hilfebedürftig zu werden.

Nonkonformität ist nicht mit Krankheit gleichzusetzen. Und nicht jede unangenehme Eigenart ist Ausdruck einer Erkrankung. Die Gefahr von Stigmatisierung und Hospitalisierung beginnt nicht erst mit der Unterbringung im Krankenhaus, sondern mit der falschen Zuordnung von Eigenschaften. Auch und gerade psychisch erkrankte Menschen sollten so weit wie möglich Verantwortung für exzentrisches Tun und für ihre ungewöhnlichen Lebensentwürfe behalten dürfen. Es hat keinen Sinn, für jede Normabweichung neue Krankheiten zu kreieren. Gerade die gewachsenen Möglichkeiten von Prävention und Behandlung erfordern ein offenes Menschenbild und ein Krankheitsmodell, das die psychisch kranken Menschen in ihrer Selbstwahrnehmung stützt. Reduktionistische Sichtweisen und autoritäre Behandlungen erzeugen Widerstand und nähren Noncompliance, entziehen also allen Therapien die Basis, auch der Pharmakotherapie.

Ohnehin darf Krankheit für sich genommen kein Stigma sein. Ziel aller Antistigmaarbeit ist, dass die Menschlichkeit psychischer Erkrankung wahrgenommen wird *und* dass niemand wegen einer psychischen Erkrankung sozial oder gesellschaftlich ausgegrenzt wird. In diesem Zusammenhang lohnt es sich auch, den Schutzcharakter des Krankheitsbegriffs zu betonen: Wer aus gesundheitlichen/seelischen Gründen nicht arbeitsfähig ist, ist im sozialrechtlichen Sinne krank und hat etwa Anspruch auf Lohnersatzleistungen. Im Umkehrschluss gilt dann vielleicht auch: Wenn wir trotz seelischer Beeinträchtigung eine sinnvolle Tätigkeit ermöglichen, dann kann die Erkrankung als solche in den Hintergrund treten.

Wenn Angehörige irritiert sind, weil ein Familienmitglied Stimmen hört, ist auch das zunächst verständlich und noch kein Zeichen von Stigmatisierung oder Intoleranz. Schließlich verunsichert es alle Beteiligten, wenn jemand plötzlich oder sogar andauernd abgelenkt ist und sich mehr oder weniger deutlich dem Kontakt entzieht. Spätestens wenn sich die Stimmen in die familiären Beziehungen einmischen, brauchen viele Angehörige selbst Rat und Hilfe.

Ein extremes, eher seltenes, aber lehrreiches Beispiel bietet eine verzweifelte Mutter, deren Sohn eine Stimme hört, die ihn auffordert, seine Mutter zu töten. Sie fragt sich: »Was habe ich falsch gemacht, wofür ein Todesurteil verdient?« Beide profitierten im therapeutischen Gespräch von einer symbolischen Umdeutung: Es geht nicht um Mord oder um die »Todesstrafe«, sondern um eine verzweifelt zugespitzte Symbolik einer inneren Loslösung, um die Entwicklung eigener Maßstäbe aufseiten des Sohnes und um das symbolische »Töten« innerer Bilder. Die Mutter »trifft« es deshalb, weil sie die nächste und wichtigste Person ist, von der die Loslösung am wichtigsten, schwierigsten und schmerzhaftesten ist. Die Aufforderung zu töten als verkappte Liebeserklärung?!

Selbstverständlich ist die symbolische Deutung noch nicht die Lösung des Problems oder der Abschluss des Prozesses. Mit etwas Abstand lohnt es sich zu prüfen, warum der Impuls so drastisch sein muss, auch wenn gedankliche und Handlungsimpulse keineswegs gleichzusetzen sind. Die therapeutische Frage, ob gemeinsame oder getrennte Gespräche hilfreicher sind, kann von vielen verschiedenen Faktoren abhängen. Entscheidend ist, dass überhaupt alle Beteiligten einbezogen sind und nicht die medizinische Definitionsmacht als Deckmantel der Helfenden herhalten muss, sich mit dem realen Leben nicht wirklich auseinanderzusetzen.

Ulrich Seibert

In unserer Familie wurde das Geheimnis der verrückten Großmutter vorwiegend verschwiegen. Ihren Aufenthalt in Hamburg-Ochsenzoll habe ich nicht miterlebt. Ihre erstaunlichen Ansichten hingegen über die Mieter in der Wohnung über ihr, die durch die Zimmerdecke versuchten, auf sie einen negativen Einfluss zu nehmen, sind mir noch in lebhafter Erinnerung. Sie war eine sehr originelle Frau, die mir noch andere ungewöhnliche Dinge nahebrachte, zum Beispiel den damals modernen Mystiker Swedenborg.

Das Psychologiestudium in den fünfziger Jahren machte mir später ein Praktikum in der Psychiatrie möglich. Es war die »Heil- und Pflegeanstalt« Günzburg – so der damalige, freundlich gemeinte Titel. Sehr beeindruckt hat mich dort die folgende Erfahrung:

BEISPIEL Ein junger Mann (von Beruf Arzt) war in einem Einzelzimmer im Bett fixiert. Nennenswerte Psychopharmaka gab es noch nicht. Man warnte mich, zu ihm hineinzugehen, er sei sehr aggressiv und nicht ansprechbar. Schon vor der Tür hörte man ihn sehr heftig reden, laute Verwünschungen schreien. Als ich in den Raum trat, schaute er mich verdutzt an und fragte: »Was wollen Sie denn hier?« Ich sagte irgendetwas ganz Normales, vielleicht: »Mich mit Ihnen unterhalten; fragen, wie es Ihnen geht.« Daraufhin entstand eine kurze Pause, in der ich einen Stuhl an sein Bett rückte. Seine Bitte, wenigstens die Riemenbefestigung von seinen Händen zu lösen, musste ich mit dem bedauernden Hinweis auf meinen Praktikantenstatus leider ablehnen. Trotzdem kam es zu einem etwa zwanzigminütigen Gespräch, in dem er viel über die Probleme mit seinem Vater erzählte. Er war in dieser Zeit weder aggressiv noch laut – nur heiser vom vorher vergeblichen Schreien. ■

Mein bereits vorhandenes Vorurteil, dass man mit psychotischen Menschen durchaus reden könne, wenn man sie ernst nimmt, wurde bestätigt. Es wurde mir damals klar, dass die psychotischen Inhalte sehr wohl interessante Gesprächsthemen sein können. Inzwischen haben Jahrzehnte wissenschaftlicher Auseinandersetzung, gesellschaftlicher Entwicklungen und schließlich der Durchbruch mit autobiografischen Berichten psychoseerfahrener Menschen etwa die Entwicklung der Psychoseseminare möglich gemacht. Sie sind institutionalisierte Orte des Gesprächs über Psychosen. Meine Möglichkeiten, am Rande meines Berufs (ich bin nicht hauptberuflich in der Psychiatrie tätig) und im Privatleben »ganz normal« mit Menschen in einer Psychose – oder danach und davor – umzugehen, zu reden, zusammen zu sein, nahmen damit sehr zu.

Und wie geht es mir heute damit? Es ist nicht so einfach. Ein Beispiel:

BEISPIEL Renate ist zu Besuch, in einem leicht psychotischen Zustand, könnte ich sagen. Sie ist sehr unruhig, läuft herum, isst und schläft wenig, versucht ihre Unruhe mit alternativen Methoden zu behandeln. Auf Fragen und Hinweise reagiert sie sehr empfindlich. Morgens um fünf Uhr höre ich die Haustür zuschlagen. Ich schaue aus dem Fenster, rufe ihr nach, wohin sie wolle. »Zum Bahnhof«, ist ihre Antwort. In unserem Ort fährt so früh kein Zug, und ich weiß auch, dass sie nicht genügend Geld für die Rückfahrkarte hat. Außerdem: Man kennt uns hier im Dorf, und es ist mir peinlich, wenn sich herumspricht, was wir für einen komischen Besuch haben, der in aller Herrgottsfrüh am Bahnhof steht und dann nicht genügend Geld für die Fahrkarte hat. Die Leute werden sich wundern, Fragen stellen. Falls sie keine passenden Antworten hat und nicht sagt, dass sie unser Besuch ist, dann werden die Leute vielleicht die Polizei rufen. Und dann? Unterbringung? Soll ich im Lauf des Vormittags nach ihr fahnden, herumtelefonieren?

All das geht mir in Sekunden durch den Kopf, während ich sie weggehen sehe. Ich will ihr eigentlich sagen, dass ich es ihr ersparen möchte, mit der Polizei zu tun zu haben, aber ich kann nur noch weniges hinterherrufen, das Stichwort Polizei kommt darin vor. Sie ruft nur kurz zurück: »Das kannst du dir sparen!«

Ich habe ein saudummes Gefühl. Habe ich ihr vielleicht mit dem Hinweis auf die Polizei gedroht? So etwas darf doch mir aufgeklärtem Menschen nicht passieren! Das würde sie mir vielleicht auf ewig übelnehmen. Und mit Recht. Nachdem sie gegangen ist, überlege ich aufgeregt: Was tun? Schließlich ziehe ich mich an, sage meiner Frau Bescheid, fahre mit dem Auto Richtung Bahnhof. Es geht alles gut. Sie ist bereit, mit mir zurückzufahren, allerdings nur unter dem Versprechen, dass ich sie nach dem Frühstück mit dem Auto nach Hause bringe. ■

Eine frühere Episode mit ihr verlief ähnlich: Handwerker richteten gerade unser Schuppendach. Renate stieg die Leiter hinauf und kletterte auf dem Dach herum, nahm in einer sportlichen Anwandlung Anlauf und sprang über den Zaun auf das Dach des nachbarlichen Schuppens, der etwas baufällig war. Ich reagierte entsetzt. Heftig forderte ich sie auf, herunterzukommen, und war auch schon dabei, die Leiter zu holen. Ich kam mir vor, als würde ich ein unartiges Kind zurechtweisen.

Geht man so mit seinen erwachsenen Freunden um? Ob die Nachbarn das gesehen haben, weiß ich bis heute nicht. Sie haben jedenfalls nichts gesagt; ich auch nicht. Und mit Renate habe ich auch nie darüber gesprochen. Insgeheim hoffe ich, dass sie sich nicht daran erinnern kann.

Peinliches Schweigen

In unserem ersten Psychoseseminar habe ich nachgefragt, warum es so schwierig ist, sich nachträglich über die Psychose zu unterhalten. Die Antwort von Psychoseerfahrenen war: »Das ist mir natürlich hinterher peinlich, was ich gesagt oder getan habe.« Hier liegt für mich ein schwieriger Punkt. Einerseits ist das ja richtig, völlig verständlich – über Peinliches redet man nicht gern. Das setzt viel Vertrauen voraus, Vertrauen, wie es vielleicht in psychotherapeutischen Gesprächen besteht. Aber in Alltagsbeziehungen ist es auch sonst nicht üblich, über Peinliches zu reden; ich tue es ja auch nicht gern.

Andererseits ist da dieses Bedürfnis, zu verstehen, was in der Psychose gewesen ist. Darf ich nachfragen? Darf ich sagen, dass mir das zum Verstehen wichtig wäre? Ich weiß es nicht. Nach etwas Unangenehmem möchte ich nicht fragen. Und doch: Die Peinlichkeit würde sich wahrscheinlich auflösen, wenn wir darüber reden könnten, am Ende herzhaft darüber lachten. So wie bei Kindheitsstreichen: »Weißt du noch, wie ich da auf das Schuppendach rübergesprungen bin und wie blöd du geschaut hast? Du hast mir wohl nicht zugetraut, dass ich so sportlich bin?«

Ich mache mir Hoffnungen, dass wir immer besser über solche kleinen oder auch großen Ereignisse sprechen können.

Es hat sich schon sehr viel entwickelt in den letzten Jahren. Wir sind auf dem Weg, das große Tabu von (sogenannter?) psychischer Krankheit zu überwinden. Es ist heute schon viel möglich an offenen Gesprächen. Meine Hoffnung begründet sich auch auf parallele Entwicklungen bei körperlichen Krankheiten und Behinderungen. Frühere Tabuthemen, wie Einzelheiten der Geburt oder bei Prostata-Leiden, sind heute öffentliche Diskussionsthemen. Mein Ziel ist, dass ein bisschen Spinnerei nichts Anrüchiges mehr sein sollte, dass wir darüber reden können, ehrlich traurig sein können (wenn es etwas Schlimmes war) oder ehrlich lachen können. Das Verrückte sollte etwas sein, über das es interessant und gut ist zu reden.

Ich möchte noch auf einen anderen Aspekt des Beispiels kommen. Mir ist es unangenehm, wenn »die Nachbarn« befremdet sind. »Die Nachbarn« steht hier für andere Menschen, zu denen ich eine Beziehung habe, an deren Meinung mir etwas liegt. Ich merke, dass ich in Bezug auf psychotisches Verhalten dann intoleranter werde, ungeduldiger, ängstlicher, wenn Außenstehende das Ungewöhnliche wahrnehmen (könnten). Ich sitze zwischen den Stühlen meiner Wünsche nach Anerkennung und gutem Einvernehmen mit den Nachbarn einerseits und der Solidarität mit den Psychoseerfahrenen andererseits.

In einer Gruppe von Vertrauenspersonen im Psychoseseminar habe ich kürzlich freundliches Gelächter geerntet, als ich zur Lösung dieses Zwiespalts sagte: »Na ja, die Leute im Dorf wissen ja, dass ich Psychologe bin, da werden sie's verstehen, wenn etwas besondere Leute zu Besuch bei uns sind.« Mit Abstand betrachtet kann ich jetzt sagen: Wir Bezugspersonen haben hier die Aufgabe, gesellschaftliche Toleranz und Wissen zu vermitteln. Dazu sind solche Ereignisse gerade gut geeignet.

Ein anderes Beispiel:

BEISPIEL Ilse ist in der psychiatrischen Klinik. Ich besuche sie regelmäßig. Es ist ein moderner Bau, von außen sieht man nichts von der traditionellen »Klapse«. Große Glasfronten, die Sonne scheint in die offene Eingangshalle. Der Flur zur Station allerdings wird schon enger, ist bereits länger nicht mehr gestrichen worden, kein Wandschmuck, kahl. Vor der Station ist Schluss mit der Offenheit, trotz einer Glastür, durch die ich eine Menge Patientinnen und Patienten auf engem Raum sehen kann. Die Glastür ist zugeschlossen. Ich muss klingeln. Ich werde nicht in die Station gelassen.

Ilse wird gerufen, und wir können uns in den etwas schmuddeligen Vorraum setzen. Mir wird klar, dass die Glasfronten eine Psychiatriemethode bedeuten: Alle Räume sind einsehbar. So hat wenig Personal stets den gesamten Überblick. Nur die Isolierräume haben undurchsichtige Türen. Dort liegen die Fixierten. Das wenige Pflegepersonal ist sachlich, kühl, nicht gesprächsbereit. Ein Gespräch mit einem der zuständigen Ärzte zu bekommen ist selbst für mich als Psychologen schwierig, langwierig.

Ich bin erschrocken über die Atmosphäre: die Unruhe, Enge und trotzdem wenig Kommunikation, die fehlende Privatsphäre. Wenn man an Kliniken etwas Positives sehen will, zum Beispiel die Möglichkeit, in Klausur zu gehen, abzuschalten, Ruhe zu finden, vom Alltagsstress befreit zu werden – hier finde ich nichts davon. Ilse sollte möglichst schnell wieder raus.

Ich bin ziemlich wütend über solche Zustände. Und jetzt fängt das Problem an: Ich muss diplomatisch sein, Ilse Hoffnungen machen, dass sie bald wieder rauskann, ihr aber auch vorsichtig ein kluges Taktieren nahelegen. Sie hat eine andere Vorstellung: Ich soll sagen, ich sei ihr Psychotherapeut und wolle mit ihr einen Spaziergang machen; dann gingen wir nicht mehr zurück, und ihre Eltern würden später ihre Sachen abholen.

Wieder sitze ich zwischen den Stühlen: Ilse hat noch eine richterliche Einweisung, ich möchte meine Reputation als Fachkollege nicht einbüßen – es könnte ja sein, dass ich auch sonst noch mit der Klinik zu tun haben werde. Also möchte ich ein Minimum an Kooperation mit dem Personal aufrechterhalten, einen guten Eindruck machen und Vertrauen erwecken, um dadurch als Berater akzeptiert zu werden. Ist das gegen Ilses Interesse an einem sofortigen Verlassen der Klinik gerichtet? Ich sehe es genau wie sie: je schneller, desto besser. Aber wie soll es sein: kämpferisch, die Konflikte direkt angehend? Oder diplomatisch, auch an spätere Kooperation denkend? Auch hier lässt sich das Sitzen (oder Schweben?) zwischen den Stühlen nicht vermeiden. ■

Eine gute Beziehung zur Klinik aufzubauen ist eine wichtige Vorsorge für künftige eventuelle Klinikaufenthalte. Das ist problemlos, wenn nach unserer Meinung die Klinik halbwegs ordentlich arbeitet. Aber bei den noch immer bestehenden Missständen in vielen psychiatrischen Kliniken, ihren hoffnungslos veralteten Vorstellungen, ihrer menschenfeindlichen »klientenaversen« Konzeption – soll ich da kooperativ sein? Da fallen mir eher andere Sätze ein, zum Beispiel: »Den Laden sollte man einfach schließen.« Da wir dazu die Macht nicht haben, müssen wir dann doch ein freundliches Gesicht machen und neben der Psychose auch die Hilflosigkeit, Unwissenheit und manchmal Arroganz von Klinikmitarbeitern tolerieren?

Was kann ich und will ich in der Psychosebegleitung tun, wo sind meine Grenzen? In der erwähnten Gruppe von Vertrauenspersonen der Psychoseerfahrenen stellte ein Mann einmal die Frage: »Muss ich mit meiner Partnerin mitten in der Nacht zum Joggen oder zum Schwimmen gehen, wenn sie psychotisch ist und mich als Begleiter haben möchte?« Wir haben die Frage nicht eindeutig beantwortet. In den Wald gehen, lange Wanderungen machen, die gewohnten Orte verlassen, sich von den Menschen fernhalten – das sind Angebote für mich als Begleiter.

Im Vorfeld sage ich Ja dazu und finde es besser, wenn jemand nicht allein losläuft. So etwas ließe sich als Krisenvereinbarung prophylaktisch ausmachen. Aber wenn es so weit ist: Welche Zeitpläne, welche anderen Vereinbarungen gebe ich dann dafür auf? Wie lange laufe ich mit? Ich möchte dann vor allem nicht der Einzige sein, der für diese Begleitung infrage kommt. Es kann einfach schön sein, aber es kann auch in der Situation eine erhebliche Belastung werden.

Warum tue ich so etwas überhaupt, was sind meine Beweggründe? Ich sehe drei Motive:

1. Es ist ein selbstverständlicher Teil unserer Beziehung: Wenn jemand etwas Wichtiges von mir braucht, dann bekommt er es selbstverständlich. Das beruht auf Gegenseitigkeit.
2. Es ist eine Pflicht, einem Menschen beizustehen, wenn er in einer schwierigen Situation ist. Das hat mit Fürsorge zu tun. Bin ich dann allein der Gebende, sind das vielleicht Opfer, die ich bringe? Diese Gedanken sind mir unbehaglich. Fürsorge könnte die Erwartung von Dankbarkeit mit sich bringen. Will ich das? Eine mildere Form von Dankbarkeit wäre: Anerkennung meiner Bemühungen. Solche Fragen könnten sich auflösen, wenn wir uns alle als Solidargemeinschaft verstünden: Ich tue etwas für andere und kann in Ruhe erwarten, dass auch andere für mich einstehen, wenn es nötig wird.

3. Es ist ein Gewinn für mich, an der Psychose anderer teilzunehmen. Um es ganz egoistisch und psychologisch-überspitzt auszudrücken: Die Teilhabe an Psychosen anderer Menschen macht es für mich überflüssig, selbst psychotisch zu werden. Dahinter steckt auch der Gedanke, dass Psychosen etwas Wertvolles, für uns Menschen insgesamt Notwendiges sind – ohne damit sagen zu wollen, dass psychische Krankheiten immer eine positive Seite haben, sie können auch einfach ein schreckliches Leiden sein, das alle vermeiden möchten.

Sich auf den Weg machen

Vorsorgebogen, Krisenkonzept, Behandlungsvereinbarungen und Ähnliches sind wichtige, neu entwickelte Möglichkeiten für Psychoseerfahrene, ihre Bedürfnisse, Wünsche und Erfahrungen schriftlich zu formulieren und den Vertrauenspersonen und anderen Begleitern mitzuteilen. Auf derselben Linie suche auch ich nach mehr Möglichkeiten, mich als persönliche Bezugsperson an solchen Konzepten zu beteiligen. In der psychiatrischen Tradition war (und ist) der Patient ein Objekt der professionellen Behandlung. Die Selbstorganisation der Psychiatrieerfahrenen und kritische Ansätze in der neueren Psychiatrie sind dabei, dem Menschen in der Psychose wieder ein Subjektsein zu ermöglichen. Das heißt, die eigenen Entscheidungen abzusichern und zu unterstützen.

Psychosebegleitung bedeutet, ein Stück eines Weges gemeinsam zu gehen. Soll »gemeinsam« heißen: Die »Begleiter« tun, was ihnen von den Psychiatrieerfahrenen aufgetragen wird? Das kann dazu führen, dass die Begleiter mit Abwehr reagieren, wo sie sich überfordert fühlen. Statt einer solchen in der Situation oder schon im Vorfeld entstehenden emotionalen Abwehr wünsche ich mir eine gemeinsame Planung. Als weiteren Schritt in der Vorsorge, über die genannten Konzepte hinaus, stelle ich mir Dialoge zwischen Psychiatrieerfahrenen und ihren persönlichen Bezugspersonen vor. Denn auch sie haben ihre besonderen Bedürfnisse, Erfahrungen, Ängste und Möglichkeiten, auch sie wollen und müssen ernst genommen werden.

Zuletzt noch ein Hinweis für die Psychiatrie-Professionellen: Um psychotische Zeiten gut bewältigen zu können, sollten sich auch professionelle Sozialarbeiter, Pfleger, Psychologen, Ärzte und die anderen Berufsgruppen aktiv und persönlich an der Entwicklung von individuellen Krisenkonzepten beteiligen, wenn sie von Psychiatrieerfahrenen darum gebeten werden. Auch im ambulanten Bereich, außerhalb der Kliniken, sind solche Angebote noch selten. Es besteht eher die Tendenz – aus Unwissenheit, Bequemlichkeit oder dem Gefühl der Überforderung heraus –, Menschen bei Anzeichen einer psychotischen Krise möglichst schnell in Kliniken abzuschieben. Psychoseseminare haben den Anfang für ein neues berufliches Selbstverständnis gemacht. Ein weiterer Schritt in diese Richtung können die (allzu) langsam entstehenden Krisen-Ambulanzen sein.

Ein-Blick in eine Selbsthilfegruppe

Dieter Broll

Vor einigen Jahren nahm ich an einem Versuch teil, eine Selbsthilfegruppe für manisch-depressive Menschen zu gründen. Im Anschluss an einen Vortragsabend begannen wir, nach den Diagnosen »depressiv«, »manisch« und »manisch-depressiv« drei getrennte Selbsthilfegruppen zu bilden. Leider lösten sich sehr schnell alle drei Gruppen wieder auf, was vielleicht nicht ganz untypisch ist bei Selbsthilfegruppen mit diesen Krankheitsbildern.

Gemeinsam mit einem Gruppenmitglied und einem Teil einer anderen Selbsthilfeinitiative gründete ich dann eine neue Gruppe, die nach rund vier Jahren aus dreißig Mitgliedern bestand. Von diesen treffen sich einmal in der Woche von 18 bis 20 Uhr rund sechs bis zwölf Personen. Treffpunkt ist das Selbsthilfezentrum in München, wo wir kostenlos Räume nutzen können und jederzeit professionelle Ansprechpartner finden.

Ablauf der Gruppenabende

Wir beginnen möglichst pünktlich um 18 Uhr, denn im Laufe der Jahre haben wir festgestellt, dass uns am Ende die Zeit immer zu kurz wird. Zunächst machen wir eine sogenannte Blitzlichtrunde. Hier hat reihum jeder Einzelne die Gelegenheit, sich mit seinen Sorgen und Bedürfnissen an die Gruppe zu wenden. Dabei werden auch Themenvorschläge für den Abend gemacht. Aus den aufgetauchten Anliegen und Themenvorschlägen suchen wir nach der Runde gemeinsam etwas für den Abend aus.

Natürlich wären meist viel mehr Dinge zu besprechen, als es die Zeit zulässt.

Sind Neulinge in der Gruppe, fragen wir zunächst nach Vornamen und Krankheitsverlauf. Es wird den Neuen bei uns immer eingeräumt, nach ihrem Befinden zu handeln. Ein Betroffener kam über ein halbes Jahr zu uns, ohne etwas Konkretes zu sagen. Eines Abends »platzte auch bei ihm der Knoten« und es sprudelte aus ihm heraus. Legt das neue Gruppenmitglied jedoch Wert darauf, dann gehen wir schon im Laufe der ersten Sitzung intensiv auf seine Person ein.

Von Anfang an habe ich ein wenig mitgeschrieben, welche Themen an unseren Abenden behandelt wurden. Themen, die immer wieder auftauchen, sind: Beziehungen, Medikamente, Tod, Sterben, Glaubensfragen. Wir sprechen auch über äußere Umstände (Partnerschaft, Freunde, Arbeitsplatz) und den Zusammenhang mit unserer Krankheit – rund drei Viertel der Gruppenmitglieder leben allein. Ein anderes Thema sind Symptome der Krankheit, zum Beispiel wenn Gedanken durch den Kopf rollen, bis der schmerzt und wir keine Möglichkeit sehen, dies abzustellen. Hier hilft natürlich das Wissen der Betroffenen um die Krankheit und die Erfahrung jedes einzelnen der dreißig Mitglieder mit entgegenwirkenden Maßnahmen.

Am Ende eines jeden Abends machen wir schließlich noch eine Blitzlichtrunde. Hier äußert sich jeder über Ge- oder Missfallen des Abends, und wir machen uns Notizen über wichtige Vorschläge, die dann beim nächsten Treffen mit Einverständnis der Gruppe noch einmal vorgebracht werden. Damit ist dann der offizielle Teil des Gruppenabends beendet.

Es ist aber den meisten Mitgliedern inzwischen ein Anliegen geworden, sich nach der Gruppe noch zu einem guten

Essen, einem Glas Wein oder Bier ins Gasthaus zu begeben. Dort können wir frei und ohne Zeitdruck weiter über unsere Anliegen oder Unternehmungen reden oder es kommen ganz andere Geschichten zur Sprache. Hierin sehen wir einen großen zusätzlichen Nutzen der Gruppe. Durch die vollkommen freien Gespräche wird unsere Lebensqualität doch um ein erhebliches Maß verbessert. Die Gruppe hilft uns, aus der Einsamkeit der zum Teil schon über Jahre hinweg erlebten Depression herauszufinden.

Neben unseren Gesprächsabenden haben wir auch gemeinsame Unternehmungen veranstaltet. Dazu gehörten Ausflüge mit der Bahn, Theater-, Museums- und Biergartenbesuche. Besonders wichtig sind die vielen Einzelgespräche zwischen sich nahestehenden Gruppenmitgliedern. Irgendwann haben wir zudem beschlossen, den Gruppenabend einmal im Monat für Angehörige zu öffnen.

Vorsorge und Selbsthilfe

Unsere ganzen Selbsthilfebemühungen haben nicht zuletzt das Ziel, Krisen zu vermeiden bzw. uns in Krisen gegenseitig zu unterstützen. Selbsthilfe bedeutet bei uns, sich gegenseitige Hilfe zu geben, und das ist ganz konkret:

- Telefongespräche, vor allem in Krisensituationen,
- gegenseitige Besuche zu Hause,
- gemeinsame Unternehmungen,
- Besuche in Kliniken,
- Begleitung bei Einweisungen,
- Kontakte bei Betreuungen,
- Kontakte zu Ärzten, Pflegepersonal usw.

Ein großes Plus unserer Gruppe ist die Unterstützung beim Heraustreten vieler Betroffener aus der Isolation. Uns wird immer wieder bestätigt, dass bei vielen die Gespräche und die Unternehmungen in der Gemeinschaft ein großer Lichtblick im Lebensablauf darstellen. Auch das ist eine Abwehr der Krankheit.

Das Gespräch in der Gruppe kommt immer wieder auf unsere stark ausgebildete Sensibilität. Diese ist es meist, die uns wieder in die nächste Dunkelheit der Depression führt. Wir versuchen in der Gruppe während unserer »gesunden Zeit«, diese Empfindsamkeit für uns zu nutzen, denn wie wir mit starken Gefühlen auf die unschönen Dinge des Lebens (Krieg, Kindersterben, Tierquälerei etc.) reagieren, so können wir umgekehrt auch mit starken Gefühlen auf schöne Ereignisse reagieren.

Bei mir ist das am auffälligsten, wenn ich gewisse Passagen aus Musikstücken höre. Erst läuft es mir kalt über den Rücken, und dann kommen die Tränen. Das ist eine Übersensibilität dem Schönen gegenüber. Wir Manisch-Depressiven sollten viel in die Natur gehen, auf Wanderungen in den Bergen etwa die Blumen und Tiere wiederentdecken. Wir können diese wunderbaren Dinge in uns aufnehmen und dadurch die einzelnen Schübe immer weiter auseinanderdrücken, indem wir ihnen etwas Positives entgegensetzen. Wir sprechen in der Gruppe oft über solche Begebenheiten, die sich bei Einzelnen ereignet haben.

Der Begriff »positives Denken« wird heute viel gebraucht. Wir sollten ihn aber nicht unreflektiert benutzen, sondern über ihn nachdenken und auf uns persönlich beziehen. Ein Beispiel: Einige unserer Gruppenmitglieder führen ein Tagebuch. Darin haben sie zwei Rubriken: eine dafür, was ihnen den Tag über Gutes geschieht, und eine andere für das, was ihnen an Schlechtem widerfährt. Sie kommen, wenn sie die Dinge objektiv betrachten, immer wieder zu dem Schluss, dass die guten Dinge weit mehr Platz einnehmen als die schlechten. Wenn durch solche Beobachtungen und Erörterungen in der Gruppe Grübeln und Gedankenkreisen nur ein bisschen weniger werden, haben wir schon etwas zur Vorsorge und zur Abwehr der Krankheit getan.

Wir versuchen, jeder für sich und auch in der Gruppe, auf die frühen Signale zu achten, die einen möglichen »Absturz« anzeigen. Dies sind unter anderem: immer wiederkehrende Gedanken, dadurch in der Folge eintretende Schlaflosigkeit und fehlende Kraft, um den täglichen »Kram« im Haushalt zu erledigen. Je früher wir durch Übung und gemeinsamen Erfahrungsaustausch in der Selbsthilfegruppe diese Zeichen zu erkennen und zu deuten lernen, umso weniger müssen wir beim nächsten Schub ertragen. Bisher fühlten wir uns dem nächsten Schub immer ausgeliefert und mussten ihn vollständig aushalten. Durch das frühere Erkennen ist es zum Beispiel möglich, schon bei den ersten Anzeichen den Facharzt aufzusuchen und sich entsprechend »behandeln« zu lassen. Wir müssen unsere Krankheit erkennen lernen, vor allem auch durch Erfahrungsaustausch mit den anderen Gruppenmitgliedern.

Der nächste wichtige Punkt ist, die Krankheit zu akzeptieren, nicht immer dagegen anzukämpfen, etwa mit Worten wie: »Ich bin nicht krank, mir fehlt doch nichts.« Erst nach der Akzeptanz können wir wirklich mit Offenheit und mit Hoffnung auf Linderung unserer auftretenden Erkrankung an die Arbeit in der Selbsthilfegruppe gehen.

Wir Betroffenen sind letztlich Laien, wenn auch welche mit vielen persönlichen Erfahrungen. Bei den meisten Gruppenmitgliedern ist es mit sehr viel Idealismus verbunden, jeden Mittwoch aufzutauchen und auch für andere da zu sein. Keine Selbsthilfegruppe kann nur aus Mitgliedern bestehen, die kommen und etwas holen wollen. Es hat gar nicht lange gedauert, und wir waren uns alle über diesen Punkt einig. Heute ist es so, dass wir jeden Mittwoch merken, was das geballte Wissen der Mitglieder unserer Gruppe immer wieder für den einen oder anderen Betroffenen wert ist.

Aber wir gelangen natürlich oft an Punkte, an denen wir ohne professionelle Hilfe nicht mehr weiterkommen. Wenn das der Fall ist, stehen uns immer professionelle Helfer zur Seite, seien dies nun Mitarbeiter des Selbsthilfezentrums oder anderer Einrichtungen. Zwei Beispiele seien dazu genannt. Nach dem Suizid eines unserer Gruppenmitglieder wurde ein Mitarbeiter der Arche (Anlaufstelle für Selbstmordgefährdete) eingeladen, der uns viele unserer Fragen beantworten konnte, auf die wir zuvor keine Antwort gehabt hatten. Er konnte so die Wogen in der Gruppe glätten und uns helfen, ein bisschen besser zu verstehen, was sich ereignet hatte.

Außerdem halfen uns die Professionellen des Selbsthilfezentrums, unsere Gruppe bekannt zu machen, indem sie Kontakte zu Rundfunk, Fernsehen und Zeitungen herstellten. So versuchen wir, die Möglichkeiten, die durch Selbsthilfegruppen gegeben sind, einem möglichst großen Publikum zugänglich zu machen.

Es ist nach unseren Erfahrungen, die wir im Laufe unseres langjährigen Bestehens gemacht haben, unumstößlich, dass diese

Arbeit den Kostenträgern viele Ausgaben erspart. Ich möchte den Arzt oder gar Facharzt sehen, der sich im Falle eines akuten Schubes tagelang immer wieder über Stunden und oftmals mehrmals am Tag um einen Betroffenen kümmert. Unsere gegenseitige Unterstützung kann manchmal den Klinikaufenthalt ersparen. Dies sei auch an die Adresse jener Politiker gerichtet, die immer schnell mit dem Rotstift zur Hand sind, gerade bei kleinen Sozialprojekten. Kostensparende Maßnahmen gibt es gerade bei uns »Kleinen«, aber wir brauchen die Infrastruktur eines Selbsthilfezentrums.

Ganz klar bemerkt sei zum Abschluss, dass wir uns immer als begleitendes Instrument zu Medikation und den anderen Therapien verstehen. Unsere Selbsthilfegruppe ist kein Ersatz therapeutischer Hilfen. Wir versuchen, die Zeit, in der unsere Gruppenmitglieder von den professionellen Helfern allein gelassen werden, so weit als irgend möglich durch unsere gegenseitige Unterstützung zu überbrücken, zum Beispiel durch lange persönliche Gespräche, Besuche und Unternehmungen, die helfen, aus der krankmachenden Umgebung herauszukommen.

Selbsthilfe lohnt sich. Sie hilft uns selbst und anderen.

Dorothea Buck

Die Selbsthilfe psychiatrieerfahrener Menschen wird von drei Säulen getragen: dem Selbstverständnis, dem Erfahrungsaustausch und der Selbstorganisation.

Selbstverständnis ▸ Wir müssen die eigene Psychose oder Depression im Zusammenhang mit unserer Lebensgeschichte verstehen lernen und sie in unser Alltagsleben einbeziehen.

Erfahrungsaustausch ▸ Wir müssen uns gegen die psychiatrische Lehre behaupten, die bestimmt, dass Psychosen nicht seelisch, sondern durch »gestörte Hirnstoffwechsel« verursacht würden. Diese Sicht und die daraus resultierende sofortige medikamentöse Behandlung ersticken nur allzu leicht die Selbsthilfekräfte in uns. Da wir aber die seelischen Ursachen unserer Psychosen erleben, kann der gestörte Hirnstoffwechsel, sofern er sich nachweisen lässt, nur die Folge vorausgegangener seelischer Konflikte oder Lebenskrisen, nicht die Ursache unserer Psychosen sein – so wie auch körperliche Krankheiten seelisch, psychisch verursacht sein können. Nur die seelische Störung darf nach biologisch-psychiatrischer Sicht nicht seelisch verursacht sein.

Selbsthilfeorganisation ▸ Wir müssen uns organisieren und politisch gegen die allgemeinen und öffentlichen Vorurteile und Diffamierungen wehren.

Nach meinem fünften und letzten schizophrenen Schub 1959 fiel mir auf, dass meine Nachtträume seit dem Aufbruch meiner psychotischen Vorstellungen ausgesetzt hatten. Ich konnte mir das nur so erklären, dass anstelle meiner Nachtträume meine Psychose aufgebrochen war. Traum und Psychose mussten daher aus derselben Quelle, nämlich aus meinem Unbewussten, stammen. Bis dahin hatte ich meine Psychoseerfahrungen als von außen »eingegeben« erlebt und bewertet, weil sie sich von meiner normalen Art des Denkens und Vorstellens so völlig zu unterscheiden schienen.

Ebenso wenig wie der Traum »geisteskrank« ist, kann es die psychotische Vorstellung sein, sagte ich mir. Unsere Krankheit kann nur darin liegen, dass wir unser Psychoseerleben für wirklich halten, was wir mit unserem Erleben im Traum nur tun, solange wir ihn träumen. Ich verschob meine abgeklungenen psychotischen Vorstellungen auf die »Traumebene« und konnte mir so ihren Sinn erhalten, nur eben ihre objektive Wirklichkeit nicht.

Diese Einsicht hatte nach der psychiatrischen Bestimmung meiner Psychose als »unheilbar geisteskrank« etwas unglaublich Befreiendes für mich.

Ich machte mir die gleichen Mittel, die Traum und Psychose anwenden, klar. Die Symbole etwa, die wir nicht nur in unseren Nachtträumen, sondern auch in unseren Psychosen erleben, ohne sie immer als Symbol, als Sinnbild für etwas zu erkennen. Im normalen Zustand hätten sie nicht die Überzeugungskraft für uns, die sie in der Psychose durch das veränderte Weltgefühl sonst nicht gespürter Sinnbezüge gewinnen. Das ist ein anstrengendes Welterleben, weil alles miteinander verbunden zu sein scheint. Es verführt sehr leicht dazu, sich nicht auf das Ganze, sondern das Ganze auf sich bezogen zu erleben.

Als »Beziehungs- und Bedeutungswahn« und als »Unfähigkeit, Wesentliches und Unwesentliches zu unterscheiden«, bezeichnet die Psychiatrie die Folgen dieses von ihr unbeachteten veränderten Weltgefühls. Wenn alles einen geheimen Sinn zu haben scheint, Gleichnis für etwas ist, unterscheidet man Wesentliches und Unwesentliches nicht mehr. Auch in unseren Nachtträumen werden die erlebten Symbole erst vor dem Hintergrund der im Wachzustand nicht gespürten Sinnzusammenhänge glaubwürdig.

Die auch aus den »Irrenwitzen« bekannten Identifikationen mit anderen Personen und Symbolen sind uns nicht nur aus unseren Psychosen, sondern auch aus unseren Nachtträumen geläufig. Die im Traum auftretenden und handelnden Personen meinen uns häufig selbst, sie sind ein Teil von uns, obwohl sie unter einer anderen Identität auftreten.

Unseren Psychosen geht wohl immer ein seelischer Konflikt, eine Lebenskrise, zumindest eine Überforderung voraus, die wir nicht bewältigt haben. In unseren Psychosen gewinnt das zuvor Ungestaltete, Ausweglose einer Lebenskrise in konkreten Vorstellungen Gestalt. Vielleicht ist das auch der Sinn unserer Nachtträume: Emotionen, Probleme und andere, uns gar nicht bewusste Inhalte unserer Seele in konkrete Vorstellungen, in real erlebte Situationen bildlich zu verwandeln, sie uns damit zugänglicher zu machen und sie in unseren Fantasien »ausleben« zu können – wie wir das ungewollt auch in unseren Psychosen tun.

Das Selbstgefundene überzeugt uns mehr als das Vermittelte. So hat mir dieses aus meinen Psychoseerfahrungen gewonnene

Schizophrenieverständnis zu meiner Heilung seit nun fünfzig Jahren entscheidend geholfen, wenngleich die Psychose auch und vor allem eine dynamische Kraft ist, der mit Verstehen und Wissen allein nicht beizukommen ist.

Alle meine fünf Schübe von 1936 bis 1959 gingen mit dem Aufbruch starker, treibender Impulse einher, die ich vorher nicht gekannt hatte. Ich verglich diese treibende dynamische Kraft mit einem aus der Tiefe meiner unbewussten Seele heraufschnellenden Aufzug, der die Inhalte meines sonst Unbewussten in mein Bewusstsein befördert hatte. Diese treibende Kraft durfte sich nicht wieder stauen, um gewaltsam in neue Psychosen aufzubrechen. Schockbehandlungen und Neuroleptika drängten diese inneren Impulse mit den Psychoseinhalten ins Unbewusste zurück, aus dem sie irgendwann erneut aufbrachen. So konnte Heilung nicht möglich werden. In meinen unbehandelten Schüben hatten sich die starken Impulse des akuten Schubs nach mehreren Wochen von selbst in einen nur noch schwachen Impuls zurückgebildet.

Nun versuchte ich, mir diesen leisen Impuls, die innere Stimme zu erhalten, indem ich bei allem, was ich tat, auf sie achtete. Denn nach den Erfahrungen von uns Betroffenen sind es die unterdrückten und daher gestauten Gefühle und Impulse, die unsere Psychosen verursachen oder auslösen. Indem wir unsere Gefühle und Impulse in unser Alltagsleben einbeziehen, sie nicht mehr unterdrücken, vermeiden wir ihre Stauung. Seither lebe ich aus diesen nur noch schwachen inneren Impulsen bzw. der inneren Stimme statt aus meinem Willen. Das setzt Vertrauen zu uns selbst und in die Kraft, die uns im Leben leitet, voraus.

Während meiner folgenden langen Auseinandersetzung mit der psychiatrischen Literatur fand ich, dass nur S. Freud und

C. G. Jung die Psychose als Aufbruch des Unbewussten erkannt hatten. Diese Einsicht hatten sie aus Gesprächen mit Patientinnen und Patienten gewonnen. Undenkbar, dass in anderen Wissenschaften längst gewonnene Einsichten völlig ignoriert werden, wie das in der Psychiatrie bis heute möglich ist. Ohne Gespräche konnten und können unsere Psychiater die Psychosen auch nicht erkennen als Rückgriff auf das normalerweise Unbewusste zur Lösung vorangegangener Lebenskrisen, die wir mit bewussten Kräften nicht lösen können. Ohne ein Gespräch konnten sie uns auch nicht als Mitmenschen erkennen und beantragten von 1933 bis 1945 die Zwangssterilisationen gegen uns als »Minderwertige«. Ab 1939 wurden unzählige Patientinnen und Patienten als »lebensunwert« vergast, vergiftet oder man ließ sie verhungern.

Um diese vielfach heute noch fehlenden oder ganz unzureichenden Gespräche und die fehlende Hilfe zum Psychose- und Selbstverständnis zu ersetzen, wurde ein Erfahrungsaustausch notwendig.

Erfahrungsaustausch

Im Jahr 1988 beantragte ich beim Bundesgesundheitsministerium einen »Arbeitskreis für mehr Mitbestimmung Betroffener in der Psychiatrie« als Erfahrungsaustausch zwischen uns Psychose- und Depressionserfahrenen, Angehörigen, Psychiatern, Psychologen, Pflegekräften sowie je einem theologischen Leiter einer evangelischen und einer katholischen Anstalt. Der Arbeitskreis sollte aus etwa dreißig Teilnehmenden bestehen, monatlich im Bundesgesundheitsministerium tagen und ein Arbeitspapier für die Psychiatrieverantwortlichen der Bundesländer herausgeben, damit auch sie »Arbeitskreise mit Betroffenen bilden, sodass der Bonner Arbeitskreis dann seine Arbeit einstellen könnte und nur noch einmal im Jahr die Ergebnisse der anderen Arbeitskreise ausgetauscht werden würden«.

Die abschlägige Antwort aus Bonn war 1989 der Beginn unseres ersten sogenannten Psychoseseminars an der Hamburger Universitätsklinik in Eppendorf, gemeinsam mit dem Psychologen Thomas Bock.

Der von mir initiierte und von Thomas Bock moderierte Erfahrungsaustausch mit Fachleuten und Angehörigen in unserem Psychoseseminar ist ein Weg zu solchen Gesprächen geworden und hat mit über hundert Seminaren überall in Deutschland, der Schweiz und Österreich längst Schule gemacht.

In ihnen können die Psychose- und Depressionserfahrenen in der Regel zum ersten Mal über ihr Erleben sprechen, ohne eine Medikamentenerhöhung wie in Kliniken befürchten zu müssen. Durch den gleichberechtigten Erfahrungsaustausch aller beteiligten Gruppen wächst das gegenseitige Verständnis. Unser Anliegen einer auf unseren Erfahrungen statt auf psychiatrischen Theorien gründenden empirischen Psychiatrie breitet sich weiter aus. Leider nehmen nur wenige Psychiater und Psychiaterinnen an den Psychoseseminaren teil. Den traditionellen Weg der medizinischen Psychiatrie zu verlassen wird viele von ihnen verunsichern und daher ängstigen.

Selbsthilfeorganisation

Um mehr Einfluss zu gewinnen, war der Zusammenschluss von uns Betroffenen notwendig. Als dritte Säule zum schützenden Dach vor psychiatrischen und anderen Vorurteilen ging deshalb 1990 aus unserem Hamburger Psychoseseminar die »Initiative Bundesverband ... Betroffener« hervor. Sie, der »Arbeitskreis Betroffene« im Dachverband Psychosozialer Hilfsvereinigungen e. V. (heute: Dachverband Gemeindepsychiatrie) und engagierte Einzelne schlossen sich im Oktober 1992 in Bedburg-Hau zum Bundesverband Psychiatrie-Erfahrener e. V. (BPE) zusammen.

Warum war dieser Zusammenschluss psychiatrieerfahrener Menschen notwendig? Angesichts einer jahrhundertelangen Diskriminierung (bis hin zu den Ausrottungen gegen uns im Nationalsozialismus) und unserer bis heute fehlenden Rehabilitierung kann nur eine bundesweite Selbsthilfeorganisation Schutz, Ermutigung und Solidarität bieten.

Schutz wovor? Zuerst einmal sicher vor der inneren, aber auch der äußeren Isolierung der mit dem Makel einer seelischen Erkrankung Stigmatisierten. Als Mitglied einer bundesweiten Organisation mit Landesverbänden und örtlichen Selbsthilfegruppen ist der Einzelne auch rechtlich stärker geschützt. Schon der Informationsaustausch innerhalb einer Gruppe und mit anderen Gruppen und Landesverbänden wirkt unterstützend (siehe auch den Beitrag von Dieter Broll).

Unsere Selbstorganisation bewirkt aber auch eine Bestärkung darin, sich nicht durch die psychiatrische Bestimmung mit den eigenen Erfahrungen – auch religiöser Art – als ausschließlich von der Norm abweichende und kranke Person entmutigen zu lassen, sondern aus diesen Erfahrungen als einem Entwicklungs- und Reifungsprozess zu lernen. Ermutigung, um zu sich und zur eigenen Lebensgeschichte zu stehen.

Aus kleinen Anfängen ist eine Selbsthilfebewegung psychiatrieerfahrener Menschen geworden. Die Gewissheit wächst, dass seelische Erfahrungen einen Wert darstellen, in den auch beängstigende Erfahrungen eingeschlossen sein können.

In unserer Gesellschaft, in der seelisches Erleben nur gering, einwandfreies Funktionieren aber so hoch geachtet wird, erinnern wir und unsere Psychosen und Depressionen daran, dass der Mensch auch eine Seele hat. Sie darf nicht – auch nicht unter Zwang – nur funktionsfähig gemacht werden durch Medikamente, deren sogenannte Nebenwirkungen viele mehr beeinträchtigen, als die Psychosen selbst es tun. Wir brauchen bei unserer Suche nach uns selbst, nach einem Sinn und unserem Platz im Leben Solidarität und Verständnis füreinander.

Vor allem anderen ist unser Bundesverband eine gesundheitspolitische Kraft, um eine hilfreichere und demokratische Psychiatrie zu erreichen. Daran mitzuarbeiten lohnt sich!

Selbsthilfe und Vorsorge, wie wir sie in diesem Buch vorstellen, verfolgen vor allem ein Ziel: dass betroffene Menschen ein zufriedenes Leben führen können und wieder genesen. In den letzten zwölf Jahren seit dem erstmaligen Erscheinen dieses Buches haben wir während öffentlicher Diskussionen, bei Vorträgen und auch in unserer therapeutischen Arbeit immer wieder mit Betroffenen darüber gesprochen, was ihnen auf ihrem Gesundungsweg hilft. Dabei ist ein bestimmter Gesundungsschritt immer mehr in unser Bewusstsein geraten, ein Schritt, von dem wir glauben, dass er vielleicht der wichtigste überhaupt ist: die Aussöhnung mit sich selbst und die Akzeptanz der eigenen Krisenerfahrung. Diesem Punkt möchten wir unser Nachwort widmen.

Wohl jedem Menschen fällt es schwer, ungeliebte Eigenschaften, persönliche Einschränkungen oder größere wie kleinere »Macken« an sich selbst anzunehmen. Die meisten Menschen haben das Ideal, gesund, leistungsfähig, erfolgreich, beliebt usw. zu sein. Wenn uns das nicht immer gelingt, dann ist das schmerzhaft und dann beginnt der Kampf gegen uns selbst. Wir verurteilen uns für unsere Eigenheiten und versuchen anders zu sein, als wir sind. Die Folge davon ist oft: Wir leiden nicht nur unter unseren Eigenheiten, sondern auch oder vielleicht sogar besonders unter unserer eigenen Selbstentwertung.

Es ist sicher eine der größten Herausforderungen im Leben, sich mit einer länger dauernden Erkrankung anzunehmen und dabei sein Selbstwertgefühl zu erhalten. »Ich habe 35 Jahre gegen mich selbst und meine Krankheit gekämpft. Jetzt höre ich langsam damit auf und nun wird es in mir stiller und leichter«, erzählte uns neulich ein Betroffener. Vielen anderen psychoseerfahrenen Menschen geht es ähnlich.

Ob es einem Menschen gelingt, sein Selbstwertgefühl zu bewahren und sich mit seiner psychischen Erkrankung anzunehmen, hat einen vielfältigen Einfluss darauf, wie er mit der Erkrankung umgeht. Kann ich mich der Krankheit stellen oder muss ich sie verleugnen? Hole ich mir in Krisen angemessene Hilfe? Was traue ich mir zu?

Wem es nicht gelingt, sich auch mit seiner Krisenerfahrung anzunehmen, der gerät häufig in folgende Reaktionsmuster: Entweder klagt sich die Person selbst für seine psychische Erkrankung an und schämt sich vielleicht für die Krisenerfahrung. Dann ist die Gefahr groß, aufgrund der Selbstverurteilung depressiv, antriebslos oder mutlos zu werden und sich von der Umgebung zurückzuziehen. Die andere Möglichkeit ist, die Tatsache der Erkrankung überhaupt nicht anzuerkennen. Dann wird ein Teil der Realität ausgeblendet. Möglicherweise werden dann Frühwarnzeichen verleugnet oder Hilfe kann nicht geplant und angenommen werden. Sich für die eigene Krisenerfahrung zu verurteilen wird auch als Selbststigmatisierung bezeichnet oder auch als »Stigma auf der Innenseite der Stirn«.

Freunde und Familienmitglieder haben viel Einfluss darauf, ob eine Aussöhnung mit sich selbst und der eigenen Krisenerfahrung gelingt. Es gilt: Wenn andere mich annehmen, wie ich bin, dann fällt es auch mir selbst viel leichter, sich anzunehmen. Wer von anderen angenommen wird, kann leichter gesunden.

Auch Fachpersonen müssen ihre eigene Haltung gegenüber Betroffenen und psychischen Erkrankungen reflektieren. Neuere Studien zeigen, dass nicht nur die Gesellschaft Menschen mit

Psychoseerfahrung stigmatisiert, sondern Fachpersonen ebenfalls, seien es Ärztinnen, Pflegekräfte, Psychologen oder Mitarbeitende anderer Berufsgruppen. Der bekannte Sozialpsychiater Asmus Finzen aus Basel hat die Stigmatisierung einmal als die »zweite Krankheit« bezeichnet. In manchen Fällen ist sie belastender als die eigentliche Krisenerfahrung und wird dann sogar zur ersten Krankheit.

Wir hoffen sehr und sind zuversichtlich, dass die Stigmatisierung psychisch kranker Menschen in den nächsten Jahren weiter abnehmen wird. Betroffene und Betroffenenverbände finden vielerorts ein neues Selbstvertrauen, die Selbsthilfebewegung wird immer aktiver und neuerdings arbeiten Menschen auch mit Psychoseerfahrungen in psychiatrischen Institutionen mit und geben als sogenannte Peers ihre eigenen Erfahrung bei der Bewältigung von Krisen weiter.

Wir haben im Laufe der Jahre viele Menschen kennengelernt, die sich verabschiedet haben von der Selbstverurteilung und die ein neues Selbstwertgefühl entwickeln konnten. Ihnen gilt unser Respekt und unsere Hochachtung. Sie sind Vorbilder für jeden Betroffenen auf seinem Genesungsweg! Vorbilder letztlich für uns alle. Auch wenn es nicht immer ganz einfach sein mag, so glauben wir doch, dass es jedem Menschen gelingen kann, sich mit seiner Erkrankung anzusöhnen. Oft hilft dabei eine professionelle Unterstützung und ganz sicher braucht es ein liebevolles Umfeld von Freunden, Bekannten und Familienmitgliedern. Betroffene Menschen müssen nicht nur ihre Erkrankung mit den möglicherweise noch vorhandenen Symptomen annehmen, sondern auch trauern über all das, was sie durch ihre Erkrankung möglicherweise verloren haben: berufliche Karriere, eigene Kinder etc. Wem diese Trauer und Loslösung gelingt, der wird offen sein für ein verändertes neues Leben, in dem die Krankheit nicht im Mittelpunkt steht, sondern einfach zum Leben dazugehört wie vieles andere auch.

Manchmal stellt sich die Erkrankung dann sogar als eine ganz besondere Lebenserfahrung heraus, die der betroffene Mensch vielleicht gar nicht missen möchte. Ein Betroffener erzählte einmal: »Ich habe in den letzten Jahren in meinem Leben viel verändert, deshalb geht es mir heute so gut. Ohne meine Krisen wäre mir das nicht gelungen!«

Beenden möchten wir dieses Buch mit einem Zitat von Patricia Deegan. Sie ist eine der Vertreterinnen der amerikanischen Recovery-Bewegung. Sie schreibt über Recovery, also über Genesung: »Recovery beinhaltet eine Wandlung des Selbst, bei der einerseits die eigenen Grenzen akzeptiert werden und andererseits eine ganze Welt voller neuer Möglichkeiten entdeckt wird. Dies ist das Paradoxe an Recovery: Beim Akzeptieren dessen, was wir nicht tun oder sein können, beginnen wir zu entdecken, wer wir sein können und was wir tun können.«

Vorsorgebogen

Dieser Vorsorgebogen soll es Ihnen als psychoseerfahrenem Menschen erleichtern, mehr Klarheit über Ihre Krisen und eventuelle Einflussmöglichkeiten und Hilfen zu gewinnen. Weder Sie noch Ihre Umgebung sind einer Psychose hilflos ausgeliefert. Vielmehr gibt es verschiedene Einflussmöglichkeiten, durch die eine Krise und ihre negativen Folgen vermieden bzw. abgemildert werden können.

Sie sollten den Vorsorgebogen nach Möglichkeit nicht allein bearbeiten, sondern am besten mit einem psychoseerfahrenen Menschen Ihres Vertrauens oder gemeinsam mit einem professionellen Helfer Ihres Vertrauens. Den bearbeiteten Vorsorgebogen können Sie dann mit weiteren Menschen Ihrer Umgebung durchsprechen. Nur wer weiß, wie Sie sich einen angemessenen Umgang mit Ihrer Krise wünschen, kann sich entsprechend verhalten.

Vor einer möglichen Krise

1. Wie kann ich mich gesund halten? Welche konkreten Tätigkeiten und Aktivitäten tun mir gut, welche Situationen, die ich aufsuchen kann? Welche Menschen?
(Siehe dazu das Kapitel »Was kann ich tun, damit ich mich wohlfühle?«)

____

____

____

2. Welche Situationen, Ereignisse, Gedanken belasten mich übermäßig?
(Zu den Fragen 2–8 siehe das Kapitel »Mit Belastungen angemessen umgehen«)
Kurzzeitige Belastungen, *besondere* Situationen in folgenden Bereichen:

Familie, Freunde, Partner	Freizeit	Arbeit
______	______	______
______	______	______
______	______	______
______	______	______
______	______	______

3. Dauerhafte Belastungen (chronischer Stress)

Familie, Freunde, Partner	Freizeit	Arbeit
______	______	______
______	______	______
______	______	______
______	______	______

4. Welche Ereignisse, Lebenssituationen, welches eigene Verhalten haben bei mir bisher zu Krisen geführt?

______

______

______

______

5. Kann ich diese belastenden Situationen teilweise oder ganz vermeiden? Welche und wie?

Wenn die Stresssituation doch auftritt:

6. Wie kann ich in belastenden Situationen mein seelisches Gleichgewicht halten? Wie kann ich dem Stress entgegenwirken?

7. Was kann ich nach der Stresssituation tun, um mein Gleichgewicht wiederzufinden? Wie kann ich wieder ruhig werden? Was tue ich schon, was könnte ich tun?

8. Welche Strategien haben sich nicht bewährt?

9. Welche Anzeichen deuten bei mir möglicherweise auf den Beginn einer Psychose hin?
(Zu den Fragen 9–14 siehe das Kapitel »Krisen rechtzeitig erkennen«)

Ganz frühe 1. ________________________
2. ________________________
3. ________________________
4. ________________________
5. ________________________

Frühe 1. ________________________
2. ________________________
3. ________________________
4. ________________________
5. ________________________

Späte 1. ________________________
2. ________________________
3. ________________________
4. ________________________
5. ________________________

10. Welche Vorbeugemaßnahmen kann ich ergreifen, wenn ich solche Anzeichen bemerke?

Bei ganz frühen: ________________________

____

____

____

Bei frühen: ____________________________

____

____

____

Bei späten: ______________________________

____

____

____

11. Welche Vorbeugemaßnahmen haben sich als nicht sinnvoll erwiesen?

____

____

____

12. Welche Bedarfsmedikation kann ich eventuell einnehmen? (Mit dem Arzt absprechen!)

- ☐ ______________________________
- ☐ ______________________________
- ☐ ______________________________

13. Mit wem will ich über Frühwarnzeichen und leichte Krisen sprechen?

____

____

____

14. Was soll meine Umgebung tun, wenn sie solche Frühwarnzeichen bemerkt?

____

____

____

____

____

15. Zu welchen Freunden, Angehörigen und professionell Tätigen habe ich Vertrauen?
(Zu den Fragen 15–23 siehe das Kapitel »Absprachen für die Krisenzeit«)

- ☐ ______________________
- ☐ ______________________
- ☐ ______________________

16. Welche Schritte sollen unternommen werden, bevor eine Klinikeinweisung veranlasst wird? Wie können Angehörige und Profis mich eventuell unterstützen, um eine Klinikeinweisung zu vermeiden?

____

____

____

17. Wie können die Menschen meiner Umgebung mich dazu bewegen, einen Arzt aufzusuchen oder in eine Klinik zu gehen?

____

____

____

____

18. Von wem möchte ich im Notfall in die Klinik gebracht werden? Wie sollte diese Person sich verhalten?

____

____

____

____

19. Wie wünsche ich mir eine Behandlung im Krisenfall? In welche Institution möchte ich? Welche Profis dort haben mein Vertrauen?

____

____

____

20. Was oder wer tut mir gut in der Krise, zum Beispiel welcher Besuch, welche therapeutischen Maßnahmen, welches Verhalten der Angehörigen?

____

____

____

21. Was oder wer schadet mir in der Krise?

____

____

____

22. Mit welchen Medikamenten habe ich in Krisen gute Erfahrungen gemacht und möchte deshalb im Krisenfall wieder damit behandelt werden?

Medikament	Unerwünschte Wirkungen	Erwünschte Wirkungen
☐ ____________	☐ ____________	☐ ____________
☐ ____________	☐ ____________	☐ ____________
☐ ____________	☐ ____________	☐ ____________
☐ ____________	☐ ____________	☐ ____________
☐ ____________	☐ ____________	☐ ____________
☐ ____________	☐ ____________	☐ ____________

23. Mit welchen Medikamenten habe ich in Krisen schlechte Erfahrungen gemacht (eventuell Begründung)?

- ☐ ______
- ☐ ______
- ☐ ______

24. Häufig haben die Menschen der Umgebung in der Krise Schwierigkeiten, die Gedanken, Ideen, Gefühle, Handlungen zu begreifen. Für die Betroffenen machen diese Ideen, Gefühle, Handlungen aber nicht selten einen Sinn. Welche Gedanken und Handlungen aus der Krisenerfahrung kann ich anderen außerhalb der Krise mitteilen?
(Zu den Fragen 24 und 25 siehe das Kapitel »Über den Wahn-Sinn sprechen«)

______
______
______
______
______
______

25. Wie können die Menschen meiner Umgebung mir während der Krise helfen, mit meinem Erleben und meinen Gefühlen besser umzugehen?
Welches Verhalten wünsche ich mir bei »verrückten« Ideen, paranoiden Gedanken und Gefühlen?

______
______
______
______

Welches Verhalten wünsche ich mir bei Antriebslosigkeit, Rückzug, depressiver Verstimmung?

Welches Verhalten wünsche ich mir bei Angst?

Welches Verhalten wünsche ich mir bei anderen Symptomen?

Nach einer möglichen Krise

(Zu den Fragen 26–31 siehe das Kapitel »Die Zeit danach«)

26. Welche Kontakte habe ich in der Krise abgebrochen, die ich wieder aufbauen möchte (Freunde, Familienmitglieder, Bekannte, TherapeutInnen, Einrichtungen)?

27. Welche Interessen und Hobbys möchte ich wieder aufnehmen?

28. Mit wem möchte ich über meine Krise sprechen? Wem sollte ich von meiner Krise erzählen? Arbeitgeber? Menschen, die mein Verhalten in der Krise befremdlich fanden? Menschen, denen gegenüber ich Schuld- oder Schamgefühle habe?

___

___

___

29. Was oder wer hat mir nach früheren Krisen gutgetan?

___

___

___

30. Was oder wer hat mir nach früheren Krisen geschadet?

___

___

___

31. Wie sollten sich Freunde und Angehörige nach einer Krise verhalten?

___

___

___

Wer kann die Arbeit mit dem Vorsorgebogen begleiten?

Dieser Text wendet sich an diejenigen, die psychoseerfahrene Menschen bei der Bearbeitung des Vorsorgebogens unterstützen. Eine solche Aufgabe ist nicht an bestimmte Berufsgruppen gebunden, sondern kann von Professionellen, Vertrauenspersonen und Psychoseerfahrenen gleichermaßen übernommen werden.

Psychoseerfahrene Menschen können sich gegenseitig zum Thema »Rückfallprophylaxe« beraten und wechselseitig als Modell dienen, wobei der Vorsorgebogen eine Strukturierungshilfe darstellt. Denkbar sind auch Gruppenangebote unter der Leitung von psychoseerfahrenen Menschen in ambulanten und stationären psychiatrischen Einrichtungen. Betroffene, die Kompetenzen in Gruppen- und Gesprächsführung mitbringen und gut über ihr Krankheitsbild informiert sind, könnten auf Honorarbasis arbeiten und ihre Erfahrungen einbringen. Besonders geeignet sind Personen mit sogenannter Doppelerfahrung, die also sowohl eine Qualifikation in einem helfenden Beruf als auch selbst schon eine Psychose durchlebt haben. Dies ist keine Zukunftsvision, sondern wird zum Beispiel im Atriumhaus, einem Kriseninterventionszentrum in München, bereits seit 1996 in die Tat umgesetzt. Auch die Tendenz, mehr und mehr sogenannte Peers (ehemalige Psychiatrieerfahrene) in der Versorgung von Erkrankten einzubeziehen, weist in diese Richtung.

In den Einzel- und Gruppengesprächen geht es nicht in erster Linie um Wissensvermittlung (hierzu gibt es in vielen Einrichtungen inzwischen die psychoedukativen Angebote). Vielmehr stehen

Erfahrungsaustausch, Selbstbeobachtung und Selbstreflexion im Mittelpunkt. Hier sind die Psychoseerfahrenen, die von persönlichen Erlebnissen, geglückten oder weniger geglückten Bewältigungsstrategien und auch von eigenen Bedürfnissen berichten, absolute Fachleute. Sie kennen sich in ihrem »Fach« aus und haben den »offiziellen Professionellen« gegenüber einen immensen praktischen Erfahrungsvorsprung, der idealerweise noch um theoretisches Wissen über die Erkrankung ergänzt wird.

Professionell Tätige sollten sich nicht als Lehrende oder Dozenten verstehen, sondern vielmehr als »Schatzsucher«, die dazu beitragen, den Wissens- und Erfahrungsschatz gemeinsam mit den Betroffenen aufzuspüren und ans Tageslicht zu heben. Neben einer Grundausrüstung an fachlichem Basiswissen und Erfahrungen in psychiatrischen Arbeitsfeldern halten wir diese innere Haltung zum Gelingen der Expedition »Vorsorge« für mindestens ebenso wichtig.

Für wen ist die Bearbeitung des Vorsorgebogens hilfreich?

Es versteht sich von selbst, dass die Beschäftigung mit dem Vorsorgebogen wie mit Vorsorge generell erst nach Abklingen einer akuten Phase sinnvoll ist. Es gibt Psychoseerfahrene, die sich schon nach der ersten akuten Phase mit Vorsorge- und Einflussmöglichkeiten beschäftigen möchten, um dem Gefühl des Ausgeliefertseins entgegenzuwirken. Andere ziehen es vor, den weiteren Verlauf der Psychose erst einmal abzuwarten, weil es sie zu diesem frühen Zeitpunkt überfordern würde, sich mit dem eventuellen Eintreten einer erneute Krisen auseinanderzusetzen. Zudem besteht eine nicht geringe Wahrscheinlichkeit dafür, dass sie nie wieder eine psychotische Krise erleben werden.

Oberstes Prinzip für die Beschäftigung mit dem Vorsorgebogen, ob im Einzelgespräch oder in der Gruppe, sollte Freiwilligkeit und persönliches Interesse sein. Es wäre paradox, wenn ein Angebot zu verstärkter Selbsthilfe und Vorsorge durch »fürsorgliche Belagerung« von Seiten des Fachpersonals in Kliniken eingeleitet würde. Sofern sich die Betroffenen zur Bearbeitung des Vorsorgebogens entschieden haben, kann allerdings tägliche Motivationsarbeit von außen im Sinne von Unterstützung beim Durchhalten und Anregen zur Aktivität sehr hilfreich sein.

Neben einem Mindestmaß an Motivation und Interesse sowie ausreichender Stabilität im Anschluss an eine akute Phase setzt die Beschäftigung mit den eigenen Einflussmöglichkeiten zumindest ansatzweise Krankheitseinsicht und ein hinreichendes Maß an Introspektions- und Reflexionsfähigkeit voraus. Der Vorsorgebogen ist somit nur für eine Teilgruppe psychoseerfahrener Menschen sinnvoll. In stationären Gruppen haben wir dennoch die Erfahrung gemacht, dass auch mäßig interessierte oder eher wenig introspektionsfähige Personen Gewinn aus den Gruppen ziehen konnten. Einige Teilnehmer können von der Gruppe »mitgetragen« werden, auch wenn sie sich nur wenig oder gar nicht zu den besprochenen Themen äußern. Ein Ausschluss aus der Gruppe war nur bei absolutem Desinteresse oder Stören des Austausches notwendig.

Gerade für ersterkrankte Betroffene ist es sinnvoll, wenn sie im Vorfeld oder begleitend an einer psychoedukativen Gruppe teilnehmen. Der Vorsorgebogen versteht sich ausdrücklich als Ergänzung, nicht als Ersatz psychoedukativer Angebote, in denen grundlegendes Wissen über Psychosen vermittelt wird und häufig eine erste Auseinandersetzung mit der Erkrankung erfolgt. Im klinisch-stationären Rahmen lassen sich solche aufeinander aufbauenden oder parallel laufenden Angebote gut realisieren.

Konkretes Vorgehen

Die Fragen des Vorsorgebogens dienen der Orientierung und Strukturierung und müssen keinesfalls rigide nacheinander durchgegangen werden. Jederzeit ist es möglich, einzelne Fragen zu übergehen und andere zu vertiefen. Da Psychosen sehr vielgestaltig sind und keine Krise der anderen gleicht, können individuelle Schwerpunkte gesetzt werden.

Es hat sich bewährt, wenn die psychoseerfahrenen Menschen jeweils im Vorfeld der folgenden Einzel- oder Gruppensitzung allein oder mit anderen Gruppenteilnehmern eine oder mehrere Fragen des Bogens schriftlich ausfüllen. In der jeweiligen Einzel- oder Gruppensitzung kann das Ergebnis dann im Gespräch geprüft, verglichen und schriftlich ergänzt werden. Das schriftliche Festhalten der Überlegungen ist insofern von Bedeutung, als schon während des Schreibprozesses die Gedanken besser wahrgenommen und strukturiert werden, ihre Bedeutsamkeit erhöht wird und der Vorsorgebogen später als Erinnerungsstütze, als persönliches »Nachschlagewerk zum Umgang mit Krisen« genutzt werden kann.

Der Verbesserung der Wahrnehmung von Frühwarnzeichen wird von unserer Seite aus große Bedeutung beigemessen. Das Erkennen von ganz frühen, frühen und späten Vorboten akuter Krisen ist Voraussetzung für die Einleitung von Gegenmaßnahmen und zur Beeinflussung des Verlaufs. Von daher planen wir für die Bearbeitung der Frage 9, die das Wahrnehmen der Frühwarnzeichen zum Ziel hat, und der Frage 10, die spezifische Vorbeugemaßnahmen zu den einzelnen Veränderungen thematisiert, jeweils eine eigene Sitzung ein. Die meisten Betroffenen brauchen viel Zeit, um sich die Verhaltens-, Erlebens- und Wahrnehmungsveränderungen vor Ausbruch vergangener Krisen ins Gedächtnis zu rufen. Häufig fallen den Psychoseerfahrenen bei der Bearbeitung anderer Fragen im Nachhinein noch Frühwarnzeichen ein. Dies verdeutlicht, dass das Thema erst ein wenig »reifen« muss und die Erinnerung nicht erzwungen werden kann.

Ähnlich bedeutsam für die Begleitung ist die Frage 24, die sich mit Gedanken, Gefühlen und Handlungen in der Psychose beschäftigt. Die Psychoseerfahrenen werden ermutigt, die Psychoseinhalte zunächst auf ihren subjektiven Sinngehalt zu prüfen, um sie anschließend eventuell Menschen ihrer Umgebung verständlich zu machen. Dies ermöglicht nachträglich einen Schritt heraus aus dem Kommunikationsbruch zwischen den Betroffenen und ihrer Umgebung. Im Gegensatz zu den Frühwarnzeichen werden die Inhalte der Psychose in der Regel gut erinnert. Allerdings besteht eine gewisse Scheu, über diese sehr intimen Erlebnisse während der Psychose zu sprechen. Es braucht also eine Aufwärmzeit und eine vertrauensvolle Atmosphäre, um in das Thema einzusteigen. Im Einzelgespräch kann man für die beiden Fragen zwei Stunden veranschlagen, in der Gruppe bei bestehendem Interesse weitaus mehr.

Ein wichtiges Anliegen des Vorsorgebogens besteht in der Förderung des Gesprächs zwischen Psychoseerfahrenen, Angehörigen und Professionellen (»Trialog«). Nachdem sich die Betroffenen eigene Bedürfnisse und Erwartungen hinsichtlich der Unterstützung vor, während und nach der Psychose bewusst gemacht und diese ausformuliert haben, ist ein Austausch mit

Vertrauenspersonen und Professionellen wünschenswert. Dieser kann schon nach der Bearbeitung einzelner Fragen zwischen den Gesprächsterminen erfolgen oder nach Beendigung der »offiziellen« Arbeit mit dem Vorsorgebogen. Im Einzelsetting ist es möglich, wichtige Vertrauenspersonen direkt zu den Gesprächen mit den Anleitern einzuladen, um Unterstützungsmöglichkeiten gemeinsam zu erarbeiten.

Besonderheiten im Einzelgespräch

Das Einzelgespräch hat den großen Vorteil, dass ein Eingehen auf die individuellen Bedürfnisse der Betroffenen möglich ist. Es können je nach subjektiver Bedeutsamkeit einzelne Fragen des Vorsorgebogens vertieft oder andere nur oberflächlich bearbeitet werden, ohne auf die Interessenlage anderer Psychoseerfahrener Rücksicht nehmen zu müssen. Das Ziel des Vorsorgebogens, Wahrnehmungs- und Verhaltensänderungen anzuregen und so differenziert und konkret wie möglich schriftlich festzuhalten, kann hier optimal realisiert werden. Um ausreichend Zeit für die Beschäftigung mit der individuellen Lebenssituation und der jeweiligen Einzigartigkeit der Psychose zu gewährleisten, können zehn und mehr Gesprächstermine veranschlagt werden.

Eine therapeutische Aufarbeitung des Bezugs der Psychoseinhalte zur eigenen Lebensgeschichte bietet sich, sofern erwünscht, in Einzelgesprächen an. Sagen die Psychoseinhalte etwas über versteckte Wünsche und Sehnsüchte, über ungelebte Persönlichkeitsanteile aus? Worauf können die Themen der Psychose hinweisen? Inwiefern gab oder gibt es Mangelerfahrungen in der eigenen Lebenssituation, in der eigenen Lebensgeschichte? Wie kann Abhilfe geschaffen werden?

Neben der eingehenden Betrachtung der Inhalte der Psychose kann es auch aufschlussreich sein, nach etwaigen Gesetzmäßigkeiten zu suchen, die das zeitliche Auftreten der Krisen bestimmen. Möglicherweise treten psychotische Krisen regelmäßig bei familiären Konflikten auf, in Zeiten von Arbeitslosigkeit oder in Lebensphasen, in denen eine Erprobung der eigenen Fähigkeiten bevorsteht. Diese oder ähnliche Themen können sich aus der Bearbeitung der Fragen des Vorsorgebogens ergeben, sie sind aber keinesfalls zwingend und auch nicht für alle Psychoseerfahrenen von Relevanz und Interesse. Ausschlaggebend für diese eher aufdeckende Arbeit an der persönlichen Lebensgeschichte sollten die Wünsche der Betroffenen sowie die therapeutische Kompetenz und Erfahrung der begleitenden Person sein.

Ein ausdrücklicher Vorteil des Einzelgesprächs gegenüber der Gruppensituation liegt in der Möglichkeit, Vertrauenspersonen direkt einzubeziehen. Im »Trialog« kann das Erleben in der Psychose verstehbarer gemacht werden und es können konkrete Absprachen für den Krisenfall getroffen werden. Die Begleitperson erhält in diesem Fall die Aufgabe der vermittelnden Gesprächsleitung oder der therapeutischen Unterstützung bei vorliegenden Konflikten.

Besonderheiten in der Gruppe

Wir haben gute Erfahrungen mit zweimal wöchentlich stattfindenden Treffen von je einer Stunde Dauer gemacht. So ist intensives Arbeiten ohne überhöhte Anforderungen hinsichtlich Konzentration und Ausdauer der Gruppenteilnehmer möglich. In ambulanten Einrichtungen ist es realistischer, sich einmal pro Woche zu treffen. Um alle Fragen des Vorsorgebogens zu bearbeiten, sind mindestens zehn Gruppensitzungen notwendig. Empfehlenswert ist eine Gruppengröße von acht oder weniger Teilnehmenden. Optimal gestaltet sich eine von Beginn an geschlossene Gruppe. Dieser Rahmen begünstigt die Entwicklung einer vertrauensvollen Atmosphäre und kontinuierliches Arbeiten an den inhaltlich aneinander anschließenden Fragen.

Wir haben in unseren Gruppen die erste Sitzung ganz offen gestaltet. Die Frage, wie Krisen bisher erlebt wurden, bietet einen guten Einstieg ins Thema; ebenso eine Diskussion über bisher wahrgenommene und genutzte Einflussmöglichkeiten auf den Verlauf der Psychose. Eher provokant sind Fragen danach, ob überhaupt ein Interesse an Rückfallprophylaxe besteht oder ob die Teilnehmenden überhaupt auf ihre Krisen verzichten wollen. Eine offene Diskussion über die vorgeschlagenen Themen ermöglicht ein erstes Kennenlernen und ein gemeinsames Herantasten ans Thema.

In einer Gruppe in der Klinik führte die Frage, wie Krisen bisher erlebt wurden, zu einer spontanen »Meckerstunde« über Erfahrungen auf der geschlossenen Aufnahmestation. Die Betroffenen konnten sich aussprechen, sich solidarisieren und Verbesserungsvorschläge anbringen. So wurde ganz ungeplant der Fragenkomplex »Wie wünsche ich mir eine Behandlung im Krisenfall?« entsprechend der aktuellen Situation der Psychoseerfahrenen diskutiert.

Ab der zweiten Sitzung gehen wir strukturierter vor und bearbeiten die Fragen des Vorsorgebogens in vorgegebener Reihenfolge.

Die Gruppensituation hat den großen Vorteil, dass die Betroffenen von Anregungen, Vorschlägen, Rückmeldungen und Erfahrungen anderer Teilnehmer profitieren können. So wird es erleichtert, kreative Ideen für die Vorsorge zu entwickeln. Die einzelnen Teilnehmerinnen und Teilnehmer fühlen sich verstanden, mit ihren Schwierigkeiten nicht allein und lernen immer selbstbewusster, auch in einer großen Runde über die eigene Psychose zu sprechen.

Literatur

AG der Psychoseseminare (2007): Es ist normal, verschieden zu sein – Verständnis und Behandlung von Psychosen; Eigendruck (1 Euro), Bestellung über: www.irremenschlich.de

AMERING, M.; SCHMOLKE, M. (2007): Recovery – Das Ende der Unheilbarkeit. Bonn.

BEITLER, H.; BEITLER, H. (2008): Zusammen wachsen. Psychose, Partnerschaft und Familie. Bonn.

BOCK, Th. (2007): Eigensinn und Psychose. Neumünster.

BOCK, Th. (2008): Basiswissen: Umgang mit psychotischen Patienten. Bonn.

BOCK, Th.; BUCK, D.; ESTERER, I. (2007): Stimmenreich. Mitteilungen über den Wahnsinn. Bonn.

BUCK-ZERCHIN, D.-S. (2005): Auf der Spur des Morgensterns. Psychose als Selbstfindung. Neumünster.

FINZEN, A. (2001): Psychose und Stigma. Stigmabewältigung: Zum Umgang mit Vorurteilen und Schuldzuweisungen. Bonn.

FINZEN, A. (2008): Schizophrenie. Die Krankheit verstehen. Bonn.

GEISLINGER, R. (1999): Experten in eigener Sache. Psychiatrie, Selbsthilfe und Modelle der Teilhabe. München.

GREVE, N.; OSTERFELD, M.; DIEKMANN, G. (2008): Umgang mit Psychopharmaka. Ein Patienten-Ratgeber. Bonn.

KLÖPPEL, R. (2007): Die Schattenseite des Mondes. Ein Leben mit Schizophrenie. Reinbek.

KNUF, A. (2009): Basiswissen: Empowerment und psychiatrische Arbeit. Bonn.

KNUF, A.; OSTERFELD, M.; SEIBERT, U. (2007): Selbstbefähigung fördern. Empowerment und psychiatrische Arbeit. Bonn.

LAUVENG, A. (2008): Morgen bin ich ein Löwe. Wie ich die Schizophrenie besiegte. München.

LEHMANN, P. (Hg.) (1998): Psychopharmaka absetzen. Erfolgreiches Absetzen von Neuroleptika, Antidepressiva, Lithium, Carbamazepin und Tranquilizern. Berlin.

MARSCHNER, R. (2008): Psychisch Kranke im Recht. Bonn.

ROMME, M.; ESCHER, S. (2008): Stimmenhören verstehen. Bonn.

Internet

www.bpe-online.de

Bundesverband Psychiatrie-Erfahrener (BPE) e. V.)

www.enusp.org

Europäisches Netzwerk psychiatrieerfahrener Menschen (englischsprachig)

www.wnusp.org

Weltweites Netzwerk psychiatrieerfahrener Menschen (englischsprachig)

www.power2u.org

National Empowerment Center (USA)

www.nakos.de
Nationale Kontakt- und Informationsstelle zur Anregung und Unterstützung von Selbsthilfegruppen

www.patient-als-partner.de
Bundesweite Projekte zur gemeinsamen Entscheidungsfindung

www.ex-in.info
EU-gefördertes Projekt zur Qualifizierung von Psychiatrieerfahrenen, die in psychiatrischen Institutionen oder in der Fortbildung mitarbeiten

www.fuer-alle-faelle.org
Berliner Verein, der nutzerkontrollierte Fortbildungen anbietet

Materialien

Behandlungsvereinbarung
www.psychiatrie-bielefeld.de

Beidseitige Willenserklärung
www.psychiatrie-bielefeld.de

Patientenverfügung
www.bmj.de (unter »Ratgeber und Broschüren«)

Broschüren über Patientenrechte
www.bmj.de (unter »Ratgeber und Broschüren«)

Vorsorgevollmacht
www.vo-vo.de

Checkliste »Woran erkennt man eine gute Arztpraxis?«
www.patienten-information.de

Broschüre »Selbstbestimmter Umgang mit Medikamenten« (von Patricia Deegan, deutsch von G. Rudolf)

www.promentesana.ch (im Bereich Selbsthilfe unter Selbsthilfewerkzeuge)
Psychiatrisches Testament
www.antipsychiatrieverlag.de/info/pt.pdf

Autorinnen und Autoren

Arbeitsgruppe »SELBST-CHECKERINNEN« im Bundesverband Psychiatrie-Erfahrener e. V.

Regina Bellion, Jahrgang 1941, Bardame, Putzfrau, Haute-Couture-Verkäuferin usw., Bremen.

Thomas Bock, Prof. Dr., Jahrgang 1954, leitet als Diplom-Psychologe die Sozialpsychiatrische Ambulanz am Universitätskrankenhaus Eppendorf in Hamburg.

Karl-Ernst Brill, 1955–2004, war wissenschaftlicher Mitarbeiter des Dachverbands psychosozialer Hilfseinrichtungen und der Aktion Psychisch Kranke.

Dieter Broll, Jahrgang 1940, Leiter einer Selbsthilfegruppe, lebt in München.

Dorothea Buck, Jahrgang 1917, ist Bildhauerin und Autorin. Gründungsmitglied und jetzt Ehrenvorsitzende im Bundesverband Psychiatrie-Erfahrener e. V., lebt in Hamburg.

Anke Gartelmann, Jahrgang 1964, Diplom-Psychologin und Psychologische Psychotherapeutin, langjährige Tätigkeit in Einrichtungen der ambulanten und stationären Psychiatrie, arbeitet als niedergelassene Psychotherapeutin in Kreuzlingen/Schweiz. Homepage: www.anke-gartelmann.de

Heidrun G., Jahrgang 1964.

Andreas KNUF, Jahrgang 1966, Diplom-Psychologe und Psychologischer Psychotherapeut, ehemaliger Mitarbeiter von KontakTee in München. Arbeitet heute als niedergelassener Psychotherapeut in Konstanz. Daneben ist er für die Schweizer Stiftung Pro Mente Sana in Zürich tätig sowie in der Fortbildung und Supervision. Zahlreiche Veröffentlichungen zu den Themen Empowerment und Recovery. Homepage: www.gesundungswege.de

Rolf MARSCHNER, Jahrgang 1954, ist Fachanwalt für Sozialrecht in München und Redaktionsmitglied der Zeitschrift Recht & Psychiatrie.

Günter NEUPEL, Jahrgang 1958, lebt in München.

Manuel PAN, Jahrgang 1951, ist Philosoph und lebt in Burghausen.

Pirmin VON REICHENSTEIN, Mitte der 30er-Jahre geboren, in der Selbsthilfearbeit tätig.

Ulrich SEIBERT, 1930–2002, Diplom-Psychologe, war bis 1990 Hochschullehrer in München und Tübingen; Berater von Selbsthilfegruppen, Psychoseseminaren, Supervisor.

Eva von Sinnen, Jahrgang 1952, arbeitet als Journalistin und lebt in München.

Wolfgang Voelzke, Jahrgang 1956, Vorstandsmitglied des Vereins Psychiatrie-Erfahrener Bielefeld.

Brigitte Weiß, Jahrgang 1955, Dipl.-Sozialpädagogin (FH), ist Mitglied im BPE und Organisatorin einer Selbsthilfegruppe in München.

K. Zimmermann, arbeitet als Übersetzerin und lebt in Burghausen.

Für die inhaltliche Mitarbeit am zweiten Teil dieses Buches bedanken wir uns herzlich bei:
Elke Petersen,
Sabine H.,
Veit Eberl,
Marie und
Anne.